HASHIMOTO KOCHBUCH FÜR EINE NATÜRLICHE HASHIMOTO LINDERUNG

200 EINFACHE UND LECKERE REZEPTE FÜR EIN GESUNDES UND BESCHWERDEFREIES LEBEN. INKL. 14-TAGE-DIÄT-PLAN FÜR HASHIMOTO-SYMPTOMEN BERUHIGUNG

W0295979

VICTORIA NEUMANN

Copyright © 2021 Victoria Neumann
Alle Rechte vorbehalten.
ISBN: 9798520798668

INHALTSVERZEICHNIS

EINLEITUNG

Auf den ersten Blick ist es gar nicht so einfach, die richtige Ernährungsform für sich zu finden. Unsere Supermärkte sind täglich mit Nahrungsmitteln aus aller Welt gefüllt. Dutzende Trenddiäten und Gurus verkünden, dass es die eine, richtige Ernährung gibt, mit der jeder für immer gesund bleibt. Man müsse sich ja nur ein bisschen bemühen. Und wenn die Diät nicht funktioniert, habe man etwas falsch gemacht.

So einfach ist es leider nicht. Es gibt keine Zauberdiät, die für alle gleich wirkt. Dafür sind wir zu individuell. Wenn dann auch noch Krankheiten wie eine Autoimmunkrankheit dazukommen, kann die eine Wunderdiät unnötiges Leiden auslösen. Die Inhaltsstoffe in unserem Körper wirken sich unterschiedlich aus. Stoffe, auf die der eine Körper gar nicht reagiert, lösen beim nächsten Schmerzen, Entzündungen und Verdauungsbeschwerden aus.

Die richtigen Inhaltsstoffe für den dazu passenden Körper können sich auch positiv auswirken. Wir brauchen diese Stoffe, damit unser Körper funktioniert. Wir müssen nur herausfinden, welche unserem Körper guttun und welche nicht.

Auch bei einer Autoimmunerkrankung wie Hashimoto-Thyreoiditis, bei der das eigene Immunsystem die Schilddrüse angreift, reagieren wir unterschiedlich. Allerdings gibt es Muster und Richtlinien, die für die meisten Menschen mit Hashimoto gelten und die Beschwerden lindern oder verschwinden lassen.

Für viele ist selbst der Weg zu einer Diagnose von Hashimoto-Thyreoiditis eine beschwerliche. Immer wieder hören Patienten, ihre Beschwerden würden am Stress liegen oder bei Frauen ab einem gewissen Alter seien es ja nur die Wechseljahre, und so weiter.

Selbst nach einer Diagnose bekommen Patienten die Nachricht, dass sie nicht viel tun können, außer künstliche Schilddrüsenhormone zu nehmen. Für die meisten reicht das aber nicht. Sie sind nur ein kleines Trostpflaster für eine Schilddrüse, die nicht korrekt arbeitet.

Kommen wir endlich zur guten Nachricht: Du hast es selbst in der Hand, deiner Schilddrüse zu helfen, und mehr zu bekommen als nur ein kleines Trostpflaster. Deine Ernährung ist dabei der wichtigste Baustein. Es gibt Inhaltsstoffe, die sich nicht mit Hashimoto vertragen, und es gibt Inhaltsstoffe, die deinen Körper wieder auf Touren bringen.

In diesem Buch findest du heraus, was Hashimoto ist und welche Symptome auftreten können. Dabei handelt es sich um einen Leitfaden, der dich unterstützt, wenn du noch keine Diagnose hast und Ärzte deine Symptome auf schwammige Beschwerden wie Stress schieben. Du erfährst, welche Lebensmittel und Stoffe deine Trigger sind, und was du stattdessen essen kannst.

Eine Ernährungsumstellung kann am Anfang wie einer Mauer wirken, die du ohne Leiter nicht bezwingen kannst. Das Buch unterstützt dich dabei, deine Reise mit einem Ernährungsplan für 14 Tage zu starten. Das Herzstück des Buches ist der Rezeptteil mit 200 leckeren und einfachen Rezepten, eingeteilt in drei Stufen, nach denen du deine Ernährung richten kannst. Du wirst merken, dass du nicht auf Genuss verzichten musst, nur weil deine Schilddrüse anders ist.

Deine Symptome werden sich im Lauf der Zeit ändern und du kannst deine Ernährung strategisch daran anpassen. Ich hoffe, das Buch hilft dir dabei, deine Gesundheit in deine eigenen Hände zu legen.

HASHIMOTO-THYREOIDITIS

Der Name Hashimoto-Thyreoiditis geht auf den japanischen Arzt Hakaru Hashimoto zurück, der die Krankheit um 1912 entdeckte. Sie ist eine der häufigsten Autoimmunerkrankungen.

Um Symptome von Hashimoto-Thyreoiditis — kurz Hashimoto — zu lindern, müssen wir erst herausfinden, wie die Schilddrüse arbeitet und warum sie manchmal nicht so funktioniert, wie sie soll.

WELCHE FUNKTIONEN HAT DIE SCHILDDRÜSE?

Die Schilddrüse ist ein Organ unter dem Adamsapfel, das wie ein Schmetterling aussieht. Es produziert Schilddrüsenhormone, die Einfluss auf den gesamten menschlichen Organismus haben. Sie regen unseren Stoffwechsel an, wandeln Nahrung in Energie um und holen sich Vitamine aus dem Essen.

Die Schilddrüse wird auch als Thermostat des Körpers bezeichnet, weil sie unsere Temperatur reguliert. Ihre Hormone sind bei der Produktion von anderen Hormonen aktiv und regulieren das Wachstum für das Zentrale Nervensystem.

WAS IST HASHIMOTO-THYREOIDITIS?

Hashimoto-Thyreoiditis ist eine Autoimmunerkrankung. Das bedeutet, dass das Immunsystem in diesem Fall die eigenen Zellen angreift. Bei der Hashimoto-Krankheit attackiert das System die Zellen in der Schilddrüse, wodurch sie sich chronisch entzündet. Durch diese Attacke, ist die Funktion der Schilddrüse eingeschränkt und es kommt zu einer Schilddrüsenunterfunktion. Sie produziert weniger Hormone, was sich auf den gesamten Körper auswirkt, weil die Schilddrüsenhormone so viel Einfluss haben.

Eine Schilddrüsenunterfunktion kann neben Hashimoto auch andere Ursachen haben. Die Unterfunktion wird behandelt, indem Patienten künstliche Schilddrüsenhormone einnehmen. Das ist zwar nötig, behandelt aber die eigentliche Krankheit nicht.

Auch wenn die Anzahl der Hormone durch die künstliche Zugabe in Form von Medikamenten auf ein normales Level gebracht werden können, verschwinden die Symptome nicht immer. Viele Ärzte sehen, dass die Hormonzahl im grünen Bereich ist, und ignorieren die Beschwerden der Patienten. Das Testergebnis sagt, es sei alles in Ordnung. Viele Patienten wissen, dass ein einziger Test nicht die ganze Wahrheit enthüllt und bekommen zu hören, dass sich ihre Beschwerden nur in ihren Köpfen abspielen würden.

Bei einer Autoimmunerkrankung, die die Schilddrüse betrifft, kommt ein weiterer Faktor hinzu, der auf den ersten Blick verwirrend ist: Manchmal produziert die Schilddrüse zu viele Hormone. Wenn das Immunsystem die Zellen zerstört, setzen diese Zellen Hormone frei, die darin gespeichert sind. Das führt zu einem erhöhten Schilddrüsenhormonspiegel.

Auf diese kurzzeitige Überproduktion folgen Symptome wie Gewichtsabnahme, Ängstlichkeit und Reizbarkeit. Verlassen die Hormone den Körper und der Hormonspiegel ist wieder unter der Norm, kommt es zu typischen Symptomen der Unterfunktion: Müdigkeit, Gelenkschmerzen und Kälteintoleranz.

Deshalb ist es so wichtig, eine korrekte Diagnose zu bekommen. Dann haben Patienten ein konkretes Problem, das sie lösen können.

Um eine Diagnose zu erhalten, werden einige Tests durchgeführt. Im Blut wird die Konzentration der Schilddrüsenhormone T3 und T4 gemessen sowie das Hormon TSH, das die Schilddrüse zur Produktion von Schilddrüsenhormonen anregt. Außerdem wird das Blut auf Antikörper untersucht, die gegen die Schilddrüse wirken.

Auch bei normalen Werten der Hormone kann Hashimoto vorliegen. Wichtig ist, dass die Schilddrüse selbst untersucht wird. Mittels Ultraschall werden Beschaffenheit, Größe und eventuelle Entzündungen betrachtet. Um sie noch genauer zu untersuchen, nehmen Ärzte Gewebeproben. Bei Hashimoto sind mehr weiße Blutkörperchen zu finden als bei einer gesunden Schilddrüse.

WAS LÖST HASHIMOTO-THYREOIDITIS AUS?

Grob gibt es sechs Trigger, die Symptome für Hashimoto auslösen können. Bei jedem Menschen sind die Trigger anders und können in verschiedenen Kombinationen auftreten. Der Körper reagiert darauf und wir können mit einer Ernährungsumstellung dagegen steuern.

LEBENSMITTELUNVERTRÄGLICHKEITEN

An Lebensmittelunverträglichkeiten leiden viele Menschen, ohne dass sie es wissen. Lebensmittelunverträglichkeiten sind nicht mit Allergien zu verwechseln. Allergien sind oft lebensbedrohlich und die Symptome gestalten sich anders. Der Körper reagiert sofort auf einen Inhaltsstoff. Bei Unverträglichkeiten reagiert der Körper nicht gleich, die Symptome setzen zeitversetzt ein, oft erst Tage später.

Deshalb, und weil die Symptome so vielseitig sind, ist es so schwierig, die Reaktion mit einem bestimmten Lebensmittel zu verbinden. Der einsetzende Haarausfall vom Freitag kann sich auf die Vollkornnudeln vom Montag beziehen. Wer blickt da durch?

MANGEL AN NÄHRSTOFFEN

Viele Menschen mit Hashimoto haben einen Mangel mehrerer Mikronährstoffe. Das hat viele Hintergründe: die westliche Standardernährung, kalorienreduzierte Diäten, eine schwache Darmflora, Entzündungen, Medikamente, nährstoffarmes Essen, zu wenige Schilddrüsenhormone und mangelnde Enzyme, die die Nährstoffe aus dem Essen holen.

Auch ausreichende Mengen der Makronährstoffe Protein und Fett können fehlen. Unsere Standardernährung besteht zu einem großen Teil aus Kohlenhydraten. Dabei sollte der Fokus auf Protein und gesunden Fetten liegen. Das heißt nicht, dass du auf Kohlenhydrate verzichten sollst. Das geht bei den meisten Ernährungsweisen gar nicht, da gesundes Obst und Gemüse hauptsächlich aus Kohlenhydraten bestehen.

MANGELNDE STRESSTOLERANZ

Dass sich Stress auf Magen und Darm auswirkt, wissen viele von uns. Stress ist eigentlich eine gesunde Reaktion auf bestimmte Reize. Wenn der Körper überreagiert, kann Stress zu Krankheiten wie Hashimoto führen.

DER KÖRPER BAUT GIFTSTOFFE NICHT RICHTIG AB

Giftstoffe lassen sich nicht vermeiden. Dafür müssten wir in einer Plastikblase leben und sterilisiertes Essen verspeisen. Um die Giftstoffe abzubauen, haben wir Leber und Nieren. Zu viele Giftstoffe pfuschen an unseren Hormonen herum. Wenn wir die Toxine verringern, indem wir auf Nahrungsmittel mit Pestiziden verzichten, helfen wir unserer Schilddrüse und unserem Körper im Allgemeinen.

VERDAUUNGSPROBLEME

Verdauungsprobleme sind so vielseitig wie wir selbst. Fast jeder mit einer Autoimmunerkrankung hat damit zu kämpfen. Logisch, das Verdauungssystem ist für das Immunsystem mitverantwortlich. Wenn das System gestört ist, treten oft die typischen Symptome wie Blähungen, Blähbauch, Magenschmerzen, Reizdarmsyndrom oder die gastroösophageale Refluxkrankheit auf (der Rückfluss des Mageninhalts in die Speiseröhre, gibt es oft in Kombination mit Sodbrennen).

CHRONISCHE INFEKTIONEN

Chronische Infektionen nach zum Beispiel schwer verlaufenden Viruserkrankungen können Hashimoto auslösen. Das Pfeiffersche Drüsenfieber oder die Gürtelrose stehen oben auf der Liste, es können aber eine Vielzahl an Infektionen die Hashimoto-Symptome auslösen.

SYMPTOME

Die Symptome bei Hashimoto unterscheiden sich von anderen Krankheiten der Schilddrüse. Durch die Unterproduktion und kurzzeitige Überproduktion wechseln sich die Symptome zwischen Über- und Unterfunktion wie beim Pingpong ab oder treten gleichzeitig auf. Das sind die häufigsten Symptome:

SCHILDDRÜSENUNTERFUNKTION

- Kälteintoleranz, Kältegefühl, kalte Gliedmaßen
- trockene Haut
- Gelenkschmerzen
- Muskelkrämpfe
- Verstopfung
- Zyklusstörungen
- Haarausfall
- Müdigkeit, Schwäche, Abgeschlagenheit
- Konzentrationsschwierigkeiten, Gedächtnisschwäche
- Depression

SCHILDDRÜSENÜBERFUNKTION

- Ängstlichkeit, Nervosität, Reizbarkeit
- Müdigkeit

- hervortretende Augen
- Haarausfall
- Herzrasen
- Muskelzittern
- Wärmeintoleranz, vermehrtes Schwitzen
- vermehrter Appetit
- Gewichtsabnahme
- Zyklusstörungen

Daneben können auch Symptome auftreten, die typisch für die meisten Autoimmunerkrankungen sind: Krankheiten des Verdauungstrakts wie Reizdarmsyndrom, Blähungen, Blähbauch und Durchfall, Allergien, Schwindel, Gleichgewichtsstörungen, Stimmungsschwankungen, Ausschläge, Zahnfleischerkrankungen und allgemein Symptome bei Entzündungen.

STUFEN VON HASHIMOTO-THYREOIDITIS

Hashimoto kann zu anderen Autoimmunerkrankungen führen. Um Symptome von Hashimoto zu lindern, müssen wir verstehen, wie Hashimoto fortschreiten kann.

STUFE 1

Jemand findet heraus, dass er oder sie genetisch dazu neigt, Hashimoto zu entwickeln. Die Schilddrüse funktioniert normal, das Immunsystem greift die Zellen nicht an.

STUFE 2

Das Immunsystem greift die Zellen der Schilddrüse an, diese produziert aber noch genügend Hormone. Manche haben in diesem Stadium Antikörper gebildet und es zeigen sich erste Symptome, allerdings ist der Hormonspiegel selbst im grünen Bereich. Da die Schilddrüse genügend Hormone produziert, bekommen viele Patienten eine falsche oder keine Diagnose.

STUFE 3

Jetzt produziert die Schilddrüse deutlich weniger Schilddrüsenhormone, was sich beim TSH-Test zeigt. Es kommen mehr Symptome dazu und die Chancen sind größer, eine korrekte Diagnose zu bekommen. Viele Ärzte warten an dieser Stelle noch ab, obwohl Patienten zusätzliche Schilddrüsenhormone brauchen könnten.

STUFE 4

Ab dieser Stufe stellt die Schilddrüse nicht mehr genügend Hormone her und Ärzte verschreiben zusätzliche Hormone. Die TSH-Level sind erhöht, T3/T4 zu niedrig und die Symptome verstärken sich.

STUFE 5

Hier entwickeln sich weitere Autoimmunerkrankungen. Deshalb helfen künstliche Schilddrüsenhormone oder die Entfernung der Schilddrüse nur bedingt. Umstellungen in Ernährung und Lebensstil unterstützen dich nicht nur bei Hashimoto, sondern auch bei anderen Autoimmunerkrankungen.

HASHIMOTO-ERNÄHRUNG

2016 wurde eine Studie mit 180 Menschen mit Hashimoto durchgeführt. 108 Patienten folgten einer von den Wissenschaftlern entwickelte Diät. Eine Kontrollgruppe bestand aus 72 Patienten, die keine Einschränkungen hatten, außer der Kalorienzufuhr. Bei allen Teilnehmern wurden vorher die Anzahl der Antikörper und Hormone der Schilddrüse gemessen.

Die Diät für die 108 Patienten bestand zu 12 bis 15 Prozent aus Kohlenhydraten, 50 bis 60 Prozent aus Protein und 25 bis 30 Prozent aus Fett. Die westliche Standardernährung besteht zu 50 Prozent aus Kohlenhydraten, 15 Prozent aus Protein und 35 Prozent aus Fett.

Die Patienten sollten außerdem auf folgende Lebensmittel achtgeben:

- **Fleisch**: mageres rotes oder weißes Fleisch und Fisch
- **Viel Gemüse**: auch Blattgemüse
- **Keine Goitrogene**: keine Kreuzblütler (Brunnenkresse, Kohlsorten, Radieschen, Raps, Rettich, Rucola, Rüben), Hirse, Milch und Milchprodukte, Salat, Soja, Spinat
- **Weitere Ausschlüsse**: Brot, Eier, Hülsenfrüchte, Obst, Pasta, Reis

Nach drei Wochen minimierten sich die Antikörper um knapp die Hälfte bei der Gruppe, die die Diät befolgte. Das Gewicht der Patienten reduzierte sich ebenso. Bei der Kontrollgruppe erhöhte sich die Anzahl der Antikörper leicht.

Die Studie bringt viele wertvolle Erkenntnisse für eine passende Ernährungsform bei Hashimoto. Für die in diesem Buch empfohlene Hashimoto-Ernährung gibt es einige Änderungen.

GOITROGENE UND DAS KREUZ MIT DEN KREUZBLÜTLERN

Als Goitrogene werden alle Stoffe bezeichnet, die sich auf die Schilddrüsenfunktion auswirken. Nicht alle Goitrogene sind gleich. Goitrogene, die die Ausschüttung von Schilddrüsenhormonen verhindern oder das Enzym Thyreoperoxidase (das bei der Produktion von Schilddrüsenhormonen hilft) hemmen, sollten vom Speiseplan verschwinden. Das sind vor allem Milch, Soja und zu viel Jod. Raps und Nitrate (oft als Konservierungsmittel zu finden) wirken sich ebenfalls negativ auf die Schilddrüse aus. Es fehlen allerdings Beweise, dass Kreuzblütler der Schilddrüse schaden.

Um Kreuzblütler ranken sich mehr Mythen als Wahrheiten, weshalb ich auf sie kurz eingehen möchte. Kreuzblütler stehen oft auf den Listen der verbotenen Lebensmittel, weil sie Senfölglycoside enthalten. In großen Mengen können Senfölglycoside die Jodaufnahme in der Schilddrüse verhindern. Für Menschen, die zu wenig Jod über die Nahrung bekommen, kann das ein Problem sein. Die meisten Menschen mit Hashimoto haben keinen Jodmangel und müssten Unmengen an Kreuzblütlern essen, um einen Jodmangel zu entwickeln.

Im Normalfall haben Kreuzblütler keine negativen Auswirkungen. Da sie sehr gesund sind, wäre es fatal, sie komplett vom Speiseplan zu streichen. Vor allem gekocht, gedünstet oder fermentiert haben sie einen entgiftenden Effekt. Also: Keine Angst vor Blumenkohl, Brokkoli, Kohl, Pak Choi, Rosenkohl und Co. In kleinen Mengen sind sie für die meisten mit Hashimoto unbedenklich.

JOD: ESSEN WIR ZU VIEL JOD?

In der Vergangenheit war Jodmangel ein großes Problem. Deshalb haben wir jodiertes Salz, um dem allgemeinen Jodmangel entgegenzuwirken. Bei geringem Salzkonsum macht das auch Sinn. Da Salz und damit Jod in vielen Produkten enthalten ist und auch natürlich in unterschiedlichen Mengen vorkommt, gilt zu viel Jod heute als ein möglicher Auslöser für Hashimoto.

Bei zu hohem Jodkonsum bildet der Körper zu viel Wasserstoffperoxid, das die Schilddrüse zerstört. Das Spurenelement Selen neutralisiert Wasserstoffperoxid und ein Selenmangel ist fatal für die Schilddrüse.

Ob und wie viel zusätzliches Jod die Schilddrüse braucht, wird diskutiert. Geringe Dosen von Jod sind grundsätzlich hilfreich, weil der Körper Jod braucht. Zu viel Jod kann aber schädlich sein. Für manche ist sogar ein kurzzeitiger Verzicht auf Jod hilfreich, weil das Immunsystem die Schilddrüse dann weniger attackiert.

Deshalb sind die später folgenden Rezepte in Stufen eingeteilt, damit du deinen Jodkonsum kontrollieren kannst.

KANN ICH MICH VEGETARISCH ODER VEGAN ERNÄHREN?

Grundsätzlich ja, wobei die vegane Ernährung zu bevorzugen ist, da bei der vegetarischen Ernährung Eier und Milchprodukte enthalten sind. Allerdings besteht die Gefahr, dass du zu wenige Nährstoffe bekommst. Da du auch kein Soja essen sollst, wird die Auswahl an zu empfehlenden Nahrungsmittel bei einer veganen Ernährung sehr klein. Da Menschen mit Hashimoto oft unter Blutzuckerschwankungen leiden, ist eine vegane Ernährung mit vielen Kohlenhydraten nicht zu empfehlen.

Anstatt komplett auf Fleisch zu verzichten, empfehle ich, mageres Fleisch und Fleisch aus biologischer Landwirtschaft zu essen.

FÖRDERT FLEISCH ENTZÜNDUNGEN?

Konventionelles Fleisch hat mehr Omega-6-Fettsäuren, die Entzündungen fördern. Bio-Richtlinien schränken den Anteil an Körnerfutter ein, weshalb Tiere aus biologischer Haltung mehr Gräser und Kräuter fressen. Tiere, die mit Gras gefüttert werden, auf die Weide dürfen und Freiläufer sind, haben einen höheren Anteil an gesunden und entzündungshemmenden Omega-3-Fettsäuren.

Deshalb sollst du nicht auf Fleisch verzichten, es aber bewusst konsumieren und immer Biofleisch essen.

GRUNDLAGEN DER HASHIMOTO-ERNÄHRUNG

Welche Ernährungsweise ist denn nun die richtige? Darauf gibt es nicht die eine Antwort. Die Ernährungsweise, die einem Menschen als Wundermittel dient, kann für den nächsten giftig sein. Deshalb sind Diäten, die Erfolg garantieren, so gefährlich. Wenn sie für viele Menschen nicht funktionieren, glauben sie, etwas falsch gemacht zu haben. Manche heilen ihre Krankheit mit einem bestimmten Ernährungsplan, andere heilen dieselbe Krankheit mit einem anderen Ernährungsplan, der dem ersten widerspricht.

Wir sind zu individuell, um den einen Heiligen Gral der Ernährung auszurufen. Gene, Geschlecht, Alter, Blutgruppe, Stress, Magen-Darm-Trakt, andere Krankheiten und Unverträglichkeiten und noch viel mehr haben einen Einfluss auf unsere Ernährung. Wir können nicht einfach eine Schablone über jeden Menschen legen und sagen: „Iss das! Dann geht's dir besser".

Zu diesem Zweck gibt es in dem Buch keine exakten Angaben zur Menge an Kohlenhydraten, Fett oder Protein, die du essen sollst. Deine Bedürfnisse sind individuell und werden sich im Laufe deines Lebens noch ändern. Wenn du sportlich und sehr aktiv bist, brauchst du mehr Protein. Anderen tut eine Ernährung mit viel Fett und wenigen Kohlenhydraten gut. Für wieder andere haben manche Ernährungspläne zu wenig Kohlenhydrate. Trau dich, zu experimentieren.

Recherche, Tests und Studien geben uns Grundlagen der Ernährungswissenschaft, die wir für die Hashimoto-Krankheit umsetzen können.

Dank einer Umfrage der Ernährungswissenschafterin Izabella Wentz, wissen wir, auf welche Lebensmittel wir besonders achtgeben müssen. Wentz befragte die Teilnehmer, bei welchen Ernährungsweisen sie sich besser oder schlechter fühlten, und welche zu messbar weniger Antikörper führten.

Ernährung	*Fühlten sich besser*	*Fühlten sich schlechter*	*Weniger Antikörper*
glutenfrei	88 %	< 1 %	33 %
getreidefrei	81 %	< 1 %	28 %
Paleo	81 %	3 %	27 %
ohne Milchprodukte	79 %	1,5 %	20 %
AIP (Autoimmun-Paleo)	75 %	4 %	38 %
ohne Soja	63 %	1 %	34 %
ohne Nachtschattengewächse	48 %	2 %	14 %
ohne Eier	47 %	3 %	19 %
ohne rotes Fleisch	40 %	14 %	8 %
Low-FODMAP	39 %	0 %	27 %
vegan	30 %	28 %	23 %

FINDE HERAUS, OB DU DEINE ERNÄHRUNG UMSTELLEN SOLLTEST

Kreuze die Kästchen an, die auf dich zutreffen.

- ☐ Ich ernähre mich vegetarisch, vegan oder nach der westlichen Standardernährung.
- ☐ Ich esse Fertigprodukte.
- ☐ Ich habe noch nie einen Test auf Lebensmittelunverträglichkeiten gemacht.
- ☐ Ich habe noch nie eine Eliminationsdiät gemacht.
- ☐ Ich habe öfters Ausschläge, Hautirritationen oder meine Wunden heilen schlecht.
- ☐ Ich habe Stimmungsschwankungen, bin ängstlich oder depressiv.
- ☐ Meine Haare sind trocken und brüchig.
- ☐ Ich habe noch nie eine Ernährungsberatung in Anspruch genommen.
- ☐ Ich habe einen Mangel an Eisen, Ferritin, oder Vitamin B12.
- ☐ Meine Ernährung besteht aus wenig Fett.
- ☐ Ich bin oft müde.
- ☐ Ich habe oft Blähungen, einen Blähbauch, Bauchschmerzen, Verstopfung oder Durchfall.
- ☐ Meine Haut ist fahl und trocken.
- ☐ Ich schließe viele Lebensmittel aus.
- ☐ Ich fühle mich besonders nach dem Essen müde.
- ☐ Ich habe oder hatte eine Essstörung wie Magersucht, Bulimie, Heißhungerattacken oder Orthorexie.

Gib dir für jedes angekreuzte Kästchen einen Punkt. Bei mehr als drei Punkten besteht eine hohe Wahrscheinlichkeit, dass deine Ernährung nicht zu dir passt und du sie umstellen solltest.

WAS DU WEGLASSEN SOLLTEST

Um dein Immunsystem zu beruhigen, ist es wichtig, dass du dich auf ein paar Lebensmittelgruppen konzentrierst und sie weglässt. Wenn du alle stark verarbeiteten Lebensmittel wie Fertigprodukte aus deinem Speiseplan streichst, hast du die Basis für eine ausgewogene Hashimoto-Ernährung geschaffen. Für eine Verbesserung der Symptome, ist es sinnvoll, folgende Nahrungsmittelgruppen wegzulassen.

GLUTEN

Gluten ist ein Proteingemisch, das als Kleber in Getreide vorkommt und Teig seine Backeigenschaften gibt. Deshalb ist in Nudeln, Cerealien und Brot immer Gluten enthalten, außer es handelt sich um glutenfreie Produkte. Es kommt auch in manchen Saucen, Suppen und Alkohol wie Bier vor. Viele Menschen mit Autoimmunerkrankungen reagieren sensibel auf Gluten. Zu den Symptomen zählen Verdauungsprobleme wie Durchfall, Verstopfung und Blähungen, Kopfschmerzen, Ausschläge und Gelenkschmerzen.

ZUCKER

Zucker ist oft verantwortlich für einen ungleichmäßigen Blutzuckerspiegel und eine unausgewogene Darmflora (mehr schlechte als gute Bakterien). Kristallzucker und Maissirup sind einfach zu vermeiden, vor allem wenn du auf verarbeitete Lebensmittel verzichtest, in denen sich der Zucker gerne versteckt. Gute Zuckeralternativen sind Honig, Ahornsirup, Stevia, Xylit und Trehalose. Sucralose und Saccharine sind weniger geeignete Süßstoffe, da sie Hashimoto-Symptome auslösen können.

MILCHPRODUKTE

Menschen mit Hashimoto reagieren oft sensibel auf die Proteine Casein und Molke (auch als Whey bekannt), die in Milch, Joghurt, Käse, Butter, Eiscreme und den meisten Proteinpulvern enthalten sind. Die Verträglichkeit von Milchprodukten schwankt und hängt oft mit Glutenunverträglichkeit zusammen, da das Gluten dem Verdauungssystem zusetzt. Nach einer Weile tolerieren viele Menschen einige Milchprodukte wieder.

SOJA

Soja ist eine gute pflanzliche Proteinquelle, die vor allem für Vegetarier und Veganer in Form von Tofu und anderen Produkten eine wichtige Rolle spielt. Viele glutenfreie Nahrungsmittel enthalten Soja, weil es Gluten als Kleber ersetzt.

Soja hemmt die Schilddrüsenfunktion, weshalb von Tofu, Edamame, Tempeh, Sojamilch, Miso und Sojasauce abzuraten ist.

ALKOHOL

Beliebte Formen von Alkohol wie Bier, Wein und Spirituosen enthalten Östrogen, das zu Reaktionen des menschlichen Immunsystems führt. Außerdem kann Alkohol die Schilddrüsenzellen zerstören. Deshalb ist von Alkohol grundsätzlich abzuraten, zumindest zu Beginn der Hashimoto-Ernährung.

KOFFEIN

Koffein kann den Blutzuckerspiegel durcheinanderwirbeln und Symptome von Hashimoto auslösen oder verstärken. Koffein kann außerdem zu unregelmäßigem Schlaf beitragen, was ein wichtiger Bestandteil bei der Linderung ist. Verzichte deshalb auf Kaffee und koffeinhaltige Getränke wie Tee und Cola. Wenn du regelmäßig Koffein zu dir nimmst, achte darauf, dass du nicht plötzlich aufhörst. Nebenwirkungen wie Kopfschmerzen sind nicht selten. Reduziere deinen Koffeinkonsum jeden Tag um die Hälfte, bis du kein Koffein mehr zu dir nimmst.

FALLS BEI DEN BISHER GENANNTEN LEBENSMITTELGRUPPEN KEINE BESSERUNG EINTRITT

Für viele gehen mit der Elimination der bisher genannten Lebensmittelgruppen erhebliche Verbesserungen einher. Das gilt leider nicht für alle. Die folgenden Nahrungsmittel können schuld daran sein.

GETREIDE

Für manche reicht der Verzicht auf glutenfreie Getreideprodukte nicht. Selbst Reis oder Mais können sich negativ auf den Blutzucker auswirken. Zu möglichen Symptomen gehören Durchfall, Verstopfung und Übelkeit. Wenn der Verzicht auf Gluten nicht hilft, kann es daran liegen, dass dir keine Getreideart guttut.

HÜLSENFRÜCHTE (AUSNAHMEN: GRÜNE BOHNEN UND ERBSENPROTEIN)

Zu den Hülsenfrüchten gehören alle Bohnenarten, Kichererbsen, Linsen, Erdnüsse und Erbsen. Sie enthalten Phytat, das Nährstoffe speichert aber die Aufnahme von Zink verschlechtert. Zink ist bei Erkrankungen der Schilddrüsen besonders wichtig. Grüne Bohnen und Erbsenprotein werden von vielen mit Hashimoto toleriert, weshalb du sie im Normalfall unbedenklich essen kannst.

PFEFFERONI UND CHILISCHOTEN

Scharfe Schoten enthalten Capsaicin, das zu Entzündungen und Verdauungsproblemen führen kann. Vermeide Cayennepfeffer, Pfefferoni und Chili — alles, was in die Kategorie „scharf" gehört, ausgenommen Pfeffer. Schwarzer Pfeffer gehört nicht auf die schwarze Liste, da er seine Schärfe von Piperin und nicht von Capsaicin bekommt. Auch die nicht scharfen Paprikaschoten produzieren kein Capsaicin.

NAHRUNGSMITTEL MIT VIEL JOD

Zu viel Jod kann Hashimoto-Symptome auslösen, weshalb du Speisesalz mit Jod, Seetang, Seegräser und Algen meiden solltest. Dazu gehören Nori, Kombu, Wakame und Mikroalgen wie Spirulina und die Süßwasseralge Chlorella.

EIER

Eier sind eine gute Proteinquelle, können aber Autoimmunerkrankungen verstärken. Das Enzym Lysozym bindet Proteine und Bakterien, die als Reizstoffe im Verdauungssystem auftreten und das Immunsystem aktivieren können.

NÜSSE

Auch Nüsse sind gute Proteinquellen und versorgen uns mit wichtigen Fetten. Deshalb solltest du, wenn möglich, nicht auf sie verzichten. Nüsse sind manchmal schwer verdaulich und können die Aufnahme von Nährstoffen verhindern.

NACHTSCHATTENGEWÄCHSE

Der Verzehr von Nachtschattengewächsen kann durch die enthaltenen Alkaloide zu Gelenkschmerzen, Schwellungen, Entzündungen, Kribbeln und Taubheitsgefühlen führen. Zu ihnen gehören Chilischoten, Gojibeeren, Kartoffeln, Auberginen, Paprika, Physalis und Tomaten.

SAMEN

Reaktionen auf Samen kommen bei Hashimoto selten vor, allerdings können sie zu Verdauungsproblemen führen.

STEVIA

Stevia ist für die meisten mit Hashimoto kein Problem, kann aber einen Einfluss auf bestimmte Hormone haben. Für Menschen mit niedrigem Blutdruck, niedrigem Cortisolspiegel und niedrigen Blutzuckerwerten kann Stevia eine weniger gute Alternative sein. Dazu gibt es noch keine Studien, manche Anekdoten weisen aber auf einen Zusammenhang mit Stevia hin.

WAS DU ESSEN SOLLTEST

Menschen sehen deutliche Verbesserungen mit allen möglichen Ernährungsweisen. Alle haben gemeinsam, dass sie bestimmte Inhaltsstoffe ausschließen, gleichzeitig aber sehr nährstoffreich sind. Das heißt sie versorgen den Körper pro Kalorie im Durchschnitt mit mehr Nährstoffen.

HEILENDE LEBENSMITTEL

Neben all den Lebensmitteln, die du aus deiner Ernährung ausschließen solltest, gibt es Nahrungsmittel, die du auf jeden Fall auf deinen Speiseplan setzen musst.

Ballaststoffe: Ballaststoffe sind wie ein Schwamm, der durch den Verdauungstrakt rutscht und dabei Toxine und überschüssige Hormone aufsaugt und aus dem Körper befördert. Ballaststoffe sind reichlich in Lebensmitteln wie Obst und Gemüse zu finden. Achte darauf, dass du sie langsam in deinen Speiseplan integrierst, da sie sonst zu Verdauungsbeschwerden wie Blähungen führen.

Beeren: Beeren enthalten Antioxidantien und sind reich an Ballaststoffen. Deshalb lassen sie den Blutzuckerspiegel nicht in die Höhe schnellen, wie es viele andere Obstsorten machen. Du kannst alle Arten von Beeren essen, am besten ein bis zwei Portionen am Tag. Verteile die Portionen auf mehrere kleine am Tag, da zu viel Zucker auf einmal oft zu einem schwankenden Blutzuckerspiegel führt.

Brühe aus Knochen: Das in den Knochen enthaltene Kollagen hilft unserer Haut und der Magenschleimhaut. Im Rezeptteil findest du eine geeignete Brühe.

Gelatine: Der Hauptbestandteil von Gelatine ist Kollagen und hat deshalb eine ähnliche Wirkung wie die Knochenbrühe. Du kannst Gelatine einfach in Smoothies oder Desserts verwenden.

Grüne Smoothies: Viele, die eine Hashimoto-Ernährung befolgen, schwören auf grüne Smoothies. Smoothies sind toll, um viele Nährstoffe zu bekommen, ohne das Verdauungssystem zu stark zu beanspruchen. Der Smoothiemixer nimmt dem Körper einiges an Verdauungsarbeit ab und die Nährstoffe werden leichter absorbiert.

Fermentierte und probiotische Nahrungsmittel: Probiotische Lebensmittel enthalten Mikroorganismen, die für Magen und Darm wichtig sind. Dazu gehören fermentierte Lebensmittel, die Balsam für das gereizte Verdauungssystem sind: Sauerkraut, probiotischer Joghurt aus Kokosnuss und fermentiertes Kokoswasser sind ideal für die Hashimoto-Ernährung. Die Lebensmittel sollten gekühlt sein, da die Mikroorganismen ungekühlt nicht so lange überleben.

Koriander: Frischer Koriander hilft dem Körper dabei, Giftstoffe aus diesem zu befördern. Koriander kannst du genauso vielseitig wie alle Kräuter verwenden: in Suppen, Salaten, Saucen, Salsa und als Topping.

Kreuzblütler: Glukosinolate in Brokkoli, Blumenkohl und Kohlgemüse helfen der Leber beim Entgiften. Ich habe den Mythos rund um die Kreuzblütler schon entzaubert. Wenn du unsicher bist, ob sie dir guttun, kannst du sie fermentiert (z.B. Sauerkraut) oder gedünstet essen. Roh sind die meisten viel schwerer zu verdauen. Die Glukosinolate sind hitzeempfindlich, weshalb du die Kreuzblütler nicht zu lange kochen solltest.

Kurkuma: Kurkuma ist entzündungshemmend und hilft dem Körper beim Entgiften. Kurkuma unterstützt Verdauungstrakt und Leber und du kannst die Wurzel vielfältig in Suppen, Currys und Eintöpfen verwenden.

Rote Bete: Die dunkelroten Knollen enthalten entzündungshemmende Stoffe. Iss ein bis zwei Portionen pro Woche. Kombiniere sie mit Fett und Protein, da sie viel Zucker enthalten.

Warmes oder heißes Zitronenwasser: Dank der Säure, absorbiert der Körper Medikamente wie künstliche Schilddrüsenhormone besser. Du kannst heißes Zitronenwasser am Morgen auf leerem Magen zusammen mit deinen Medikamenten trinken. Einfach den Saft einer halben Zitrone mit einer Tasse heißem Wasser aufgießen, fertig.

MAKRONÄHRSTOFFE

Makronährstoffe sind die drei großen Gruppen Fett, Protein und Kohlenhydrate. Viele Ernährungsweisen bestehen zu einem großen Teil aus Kohlenhydraten. Sie sind der Hauptbestandteil von Obst, Gemüse und Getreide. Dabei brauchen wir Kohlenhydrate grundsätzlich nicht zum Überleben. Alle lebenswichtigen Nährstoffe bekommen wir aus anderen Quellen.

Kohlenhydrate sind meistens verantwortlich für unseren schwankenden Blutzuckerspiegel. Bei einfachen Kohlenhydraten wie Weißmehl, steigt und fällt der Spiegel wie eine Achterbahn. Da diese Schwankungen oft bei Hashimoto auftreten, ist es ratsam, die Kohlenhydrate zu limitieren. Wichtig sind gesunde

Fette, reichlich Protein und die richtigen Kohlenhydrate wie ballaststoffreiche Nahrungsmittel.

Bei vielen Diäten achten wir zu viel auf die Kalorien. Sie sind zwar eine sinnvolle Maßeinheit beim Ab- oder Zunehmen, sagen aber nichts über den Nährstoffgehalt aus. 1000 kcal können keine Nährstoffe enthalten (z.B. weißer Zucker), während 100 kcal möglicherweise einen Haufen wichtiger Mineralien und Vitamine enthält (z.B. Brokkoli). Wenn wir zu sehr auf Kalorien achten und viel zu wenig essen, nehmen wir zwar ab, der Jojo-Effekt folgt aber ebenso garantiert. Besonders bei Hashimoto ist ein zu extremes Kaloriendefizit nicht empfehlenswert. Müdigkeit, Probleme mit dem Zyklus und der Fruchtbarkeit und andere Symptome verstärken sich dadurch oder treten durch eine zu heftige Diät erst auf.

Unser Körper reagiert gestresst auf zu wenige Kalorien und schaltet auf den Überlebensmodus um. Er sendet Alarmsignale in alle Bereiche und ordnet an, so viel von den wenigen Kalorien, die er bekommt, zu speichern - wie ein Hamsterkäufer während einer Pandemie. Dadurch wird der Stoffwechsel unheimlich langsam und wir verbrennen weniger Kalorien. Da die Schilddrüse für den Stoffwechsel mitverantwortlich ist, wird auch ihre Funktion gedrosselt.

Vergiss das Zählen der Kalorien für den Moment und konzentriere dich auf nährstoffreiche Kost und ein echtes Sättigungsgefühl. Viele von uns haben das verlernt, weil wir 24 Stunden am Tag Zugang zu Nahrung haben. Unser Körper ist so gebaut, wie vor tausenden Jahren, wo wir nicht täglich unsere drei, vier, fünf Mahlzeiten auf die Sekunde genau geliefert bekamen.

Nährstoffreich bedeutet wenige bis gar keine verarbeiteten Lebensmittel. Verarbeitete Lebensmittel sind zum Beispiel Fertigprodukte, Cerealien, Süßigkeiten und Knabbereien, Wurst, Back- und Süßwaren, also alle Produkte, die industriell aus einer Vielzahl an Zutaten hergestellt werden. Da sie so viele versteckte Zutaten wie Zucker, raffiniertes Fett oder Salz enthalten, sind sie ein Garant für Gewichtszunahme und Trigger für Autoimmunerkrankungen.

Wichtig sind nicht die Kalorien, sondern die Balance zwischen den Makronährstoffen, die wir zu uns nehmen.

PROTEIN

Proteine bestehen aus Aminosäuren und sind unsere Bausteine: Sie bauen und reparieren Zellen. Deshalb sind sie beim Krafttraining so wichtig, da sie die beschädigten Muskelfasern wieder zusammenflicken und dabei wachsen lassen. Das gilt auf für Haare, Gelenke, Haut und Nägel, die bei Autoimmunerkrankungen oft leiden.

Laut Ernährungsberatern brauchen wir ca. 1 Gramm Protein pro Kilogramm Körpergewicht. Bringst du 60 kg auf die Waage, brauchst du also 60 g Protein. Ältere Menschen brauchen etwas mehr und Menschen, die Sport betreiben, brauchen zum Teil deutlich mehr. Je nach Aktivitätslevel brauchst du bis zu 2 Gramm Protein pro Kilogramm (bei Bodybuildern, Gewichtshebern und Co. reicht auch das nicht). Wenn du unsicher bist, wie viel Protein du brauchst, rate ich zur Mitte (1,5 g pro kg Körpergewicht).

Menschen mit Hashimoto-Thyreoiditis haben oft nicht genug Enzyme, die Proteine in ihre Einzelteile zerlegen. Damit der Körper die Aminosäuren als Bausteine nutzen kann, ist Protein in Form von Pulver ratsam. Es ist schnell verdaulich und du kannst es einfach in Smoothies unterbringen, um den Proteinbedarf zu decken. Leider besteht das meiste Proteinpulver auf dem Markt aus Milch oder Soja. Aber es gibt Alternativen: Hydrolysiertes Rinderprotein, Erbsenprotein, Hanfprotein. Bei den pflanzlichen Proteinen ist zu beachten, dass sie nicht komplett sind. Das bedeutet, dass ihnen einige Aminosäuren fehlen. Bei einer ausgewogenen, proteinreichen Ernährung ist das aber kein Problem.

Achtung bei Erkrankungen der Nieren: Besprich mit deinem Arzt, ob du so viel Protein zu dir nehmen darfst.

FETT

Viele von uns haben im Hinterkopf, dass Fett schlecht und in jedem Fall zu vermeiden sei. Fürchte dich nicht vor Fett. Dein Gehirn, deine Haut, deine Haare und die Zellmembranen werden es dir danken. Fett ist nicht gleich Fett, weshalb du dich auf das gute Fett fokussieren musst: Lachs, Olivenöl, Kokosöl, Avocados, Nüsse und Samen sind gute Fettlieferanten. Das schlechte Fett ist das Transfett, das vor allem in Fertigprodukten versteckt ist. Vermeide außerdem alle Streichfette und stark erhitzte, also raffinierte, Öle.

Achte bei Öl und Fett auf das Verhältnis zwischen Omega-3- und Omega-6-Fettsäuren. Omega-6-Fettsäuren kommen viel öfter vor, weshalb der Fokus auf Omega-3-Fettsäuren wichtig ist. Hat der Körper zu viel Omega-6 absorbiert, ist kein Platz mehr für das wichtige Omega-3 vorhanden. Wenn du stark verarbeitete Lebensmittel streichst, reduzierst du den Anteil an Omega-6 deutlich. Sehr viel Omega-3 ist enthalten in: Lachs und anderen Kaltwasserfischen, Walnüssen, Chiasamen und Leinsamen.

KOHLENHYDRATE

Kohlenhydrate zu limitieren, kann der Schlüssel sein, um Symptome zu lindern. Dein Blutzuckerspiegel bleibt dabei stabil, was sich auf deine Energie auswirkt. Oft reduzieren sich dabei auch die Antikörper. Für manche mit Hashimoto hat sich eine Low-Carb-Ernährung wie die ketogene Ernährung bewährt.

Ganz oben auf der Liste der zu streichenden Kohlenhydrate sind stark verarbeitete Lebensmittel. Versuche zu Beginn, Kohlenhydrate auf ein oder zwei Portionen pro Tag zu beschränken. Gute Quellen dafür sind Beeren oder Süßkartoffeln. Keine Angst, dein Toleranzlevel wird sich im Laufe deiner Hashimoto-Ernährungsreise erhöhen, und du kannst bald wieder mehr Kohlenhydrate essen.

MIKRONÄHRSTOFFE

Egal ob Hashimoto oder nicht, Mangelerscheinungen bei Vitaminen und Mineralstoffe sind nicht selten. Dafür gibt es viele Gründe, eine unausgewogene Ernährung und restriktive Diäten stehen ganz oben auf der Liste.

Auch die Art, wie und wo unsere Lebensmittel angebaut werden, spielt eine Rolle, vor allem wenn sie auf Erde wachsen, die zu wenige Nährstoffe enthält. Da wir als Konsumenten kaum wissen, wie Nahrungsmittel angebaut werden, ist es schwierig zu erfahren, wie viele Nährstoffe die Banane jetzt eigentlich hat. Das ist ein weiterer Grund für eine ausgewogene Ernährung, die dieses Defizit ausgleichen kann.

Für die Schilddrüse sind ein paar Nährstoffe von besonderer Bedeutung.

NÄHRSTOFFE, DIE DEINE SCHILDDRÜSE BRAUCHT

Jeder Nährstoff erledigt eine oder mehrere bestimmte Aufgaben, damit die Schilddrüse einwandfrei funktioniert. Bei Mängeln arbeitet sie nicht mehr richtig. Einige Nährstoffe sind besonders anfällig für Mangelerscheinungen.

- B-Vitamine darunter Vitamin B12
- Vitamin C
- Vitamin D
- Omega-3-Fettsäuren
- Chrom
- Eisen / Ferritin
- Folsäure
- Magnesium
- Selen
- Thiamin
- Zink

NAHRUNGSERGÄNZUNGSMITTEL

Durch die Nahrungsumstellung wegen Hashimoto ist nicht immer gewährleistet, dass du alle Nährstoffe bekommst, die du brauchst. Deshalb sind Nahrungsergänzungen ein sinnvoller Zusatz zu einer ausgewogenen Ernährung.

Das Problem mit Nahrungsergänzungsmitteln ist, dass sie wenig reguliert sind. Als Faustregel gilt: Ist eine Marke lange auf dem Markt, kannst du ihr vertrauen. Immer wieder kommen neue, trendy Ergänzungen auf den Markt, die mehr versprechen, als sie halten können. Vergiss sie und achte auf bewährte Marken.

Besprich Nahrungsergänzungsmittel immer mit deinem Arzt. Für Vitamin D3, Vitamin B12 und Ferritin solltest du vorher unbedingt einen Bluttest machen. Das gewährt eine korrekte Dosierung und Dauer der Einnahme.

FERRITIN

Ferritin ist ein Protein, das unseren Eisenvorrat speichert. Es hat noch andere Aufgaben und wird zur Nutzung von T3 gebraucht. Bei gesunden Menschen sind ca. 20 % des Eisens in Ferritin gespeichert. Ein niedriger Spiegel weist auf Eisenmangel hin. Häufige Symptome sind Müdigkeit, Kälteintoleranz, blasse Haut, Haarausfall, Kopfschmerzen, brüchige oder rillige Nägel und ein erhöhtes Verlangen nach Eiswürfeln, Karotten oder Tomaten. Menschen, die starke Regelblutungen haben, sind einem höheren Risiko für Eisenmangel ausgesetzt. Manchmal ist der Eisenspiegel im grünen Bereich, die Ferritinlevel können aber zu niedrig sein. Deshalb ist es sinnvoll, den Ferritinspiegel zeitgleich mit dem Eisenspiegel zu testen.

Leber und Rind sind exzellente Eisenlieferanten, wobei es auch vegetarische oder vegane Quellen gibt (Hülsenfrüchte, Nüsse, Samen). Achte darauf, eisenreiche Nahrungsmittel gemeinsam mit Vitamin C zu essen. Das erhöht die Aufnahme des Eisens. Zitrusfrüchte, Erdbeeren, Paprika, Brokkoli und anderes dunkelgrünes Blattgemüse sind gute Vitamin-C-Quellen. Trotz einer eisenreichen Ernährung kann zusätzliches Eisen hilfreich sein, da es einige Inhaltsstoffe gibt, die eine Eisenaufnahme verhindern (z.B. Koffein, Weißmehl, Milch und Milchprodukte).

MAGNESIUM

Magnesium ist für die Produktion einer Vielzahl von Enzymen verantwortlich und verbessert die Funktion der Schilddrüse. Da du bei der Hashimoto-Ernährung eventuell auf Magnesiumquellen wie Nüsse, Samen und Hülsenfrüchte verzichten musst, kann es zu einem Mangel kommen. Zu den Symptomen zählen Kopfschmerzen, vermehrte Regelschmerzen, Schlafstörungen, Gelenkschmerzen, Ängstlichkeit und andere. Achte beim

Magnesium auf die korrekte Dosierung und nimm das Magnesium nicht zusammen mit deinen Medikamenten für die Schilddrüse ein.

SELEN

Selen ist ein essentielles Spurenelement und spielt eine wichtige Rolle bei der Umwandlung von T4 zu T3. Zusätzliches Selen reduziert Antikörper und Symptome der Krankheit: der Blutzuckerspiegel reguliert sich, Patienten haben mehr Energie, seltener Herzrasen und weniger Haarausfall. Paranüsse haben zwar viel Selen, das hängt aber davon ab, wo sie herkommen. Da du auch zu viel Selen erwischen kannst, ist von einer Ergänzung durch die Nüsse abzuraten. Du kannst Selen durch ein Nahrungsergänzungsmittel exakt dosieren.

THIAMIN (VITAMIN B1)

Thiamin wandelt Kohlenhydrate in Energie um und hilft bei der Verdauung von Fett und Protein. Zu den Symptomen bei einem Mangel zählen Müdigkeit und ein niedriger Blutdruck. Außerdem können Verdauungsprobleme, eine depressive Verstimmung und Reizbarkeit auftreten.

VITAMIN B12

Vitamin B12 ist vor allem für Zellteilung, Blutbildung und die Funktion des Nervensystems verantwortlich. Vitamin-B_{12}-Mangel kann irreversible Schäden des Gehirns und des Nervensystems auslösen. Der Körper ist in der Lage, Vitamin B12 lange zu speichern, weshalb viele erst sehr spät einen Mangel bemerken. Besonders Veganer sind auf B12 als Ergänzung angewiesen, da sie keine Nahrungsmittel essen, die B12 enthalten. Zu den Symptomen gehören Müdigkeit, Depression, Gedächtnisstörungen, Reizbarkeit, Nervenschäden und Verdauungsprobleme.

Obwohl bei Vitamin B12 eine Überdosierung kaum möglich ist, rate ich dazu, die Level zu testen. Manche Hashimoto-Patienten können B12 im tierischen Protein schwer absorbieren, weshalb zusätzliches B12 nötig sein kann. Mit regelmäßigen Tests siehst du, ob die Nahrungsergänzung wirkt.

VITAMIN D3

Vitamin-D3-Mangel tritt oft bei Autoimmunerkrankungen auf. Das hat wahrscheinlich damit zu tun, dass Vitamin D3 für die Reifung von Immunzellen mitverantwortlich ist. Vitamin-D-Mangel zeigt sich kaum in Symptomen, sondern eher in Folgeerkrankungen wie Knochenerkrankungen. Das meiste Vitamin D3 bekommen wir durch die Sonne, trotzdem sind Level bei Menschen mit Hashimoto überproportional niedrig. Falls du in einem Klima lebst, wo sich die Sonne zu selten zeigt, bekommst du wahrscheinlich zu wenig Vitamin D3. Deshalb ist zusätzliches Vitamin D in Form von Ergänzungen sinnvoll. Es reduziert Schilddrüsen-Antikörper und hilft bei Stimmungsschwankungen.

Du solltest deinen Vitamin-D-Spiegel vorher testen, weil du auch zu viel davon einnehmen kannst. Die meisten Vitamine sind wasserlöslich, das heißt, der Körper scheidet sie einfach aus, wenn er zu viel aufnimmt. Vitamin D ist fettlöslich und wird als Reserve angelegt (so wie Vitamin A und K; Vitamin B12 ist wasserlöslich, wird aber in der Leber gespeichert).

ZINK

Zink hat Schlüsselrollen für verschiedene Funktionen im Körper. Immunsystem, Hormone und Stoffwechsel sind auf Zink angewiesen. Ein Zinkmangel kann zu schlechter Wundheilung, mehr Infektionen, Akne und verminderter Umwandlung von T4 zu T3 führen. Achte bei der Dosierung auf eine Balance zwischen Zink und Kupfer. Zu viel Zink kann zu niedrigen Kupferwerten führen. Nimm Zink mit einer Mahlzeit ein, um eine optimale Aufnahme zu garantieren.

WIE DU MIT DER HASHIMOTO-ERNÄHRUNG BEGINNST

Jetzt kennst du die Grundlagen von Hashimoto und auf welche Lebensmittel du achten musst. Natürlich entlasse ich dich nicht in den Wilden Westen der Ernährung. Vor allem am Anfang sind Ernährungsumstellungen überwältigend und schwer umzusetzen.

Dafür gibt es ein 3-Stufen-Modell, das bei jeder Stufe mehr Lebensmittelgruppen ausschließt. Alle Stufen haben einen hohen Anteil an Gemüse und schließen fermentierte Nahrungsmittel ein. Der Fokus liegt auf Nahrungsmittel, die viele Nährstoffe haben. Bei allen Stufen verzichtest du auf Gluten, Milchprodukte, Soja, Zucker, Koffein und Alkohol.

Du kannst die Treppe entweder hinauf- oder hinunterklettern: Du beginnst entweder mit der lockersten Stufe (Stufe 1) oder mit der strengsten (Stufe 3). Wenn du bei Stufe 1 anfängst und sich nach ca. zwei Monaten keine Verbesserung zeigt, versuche Stufe 2, dann Stufe 3. Wenn du mit Stufe 3 beginnst und sich deine Symptome nach ca. 2 Monaten verbessert haben, kannst du bei Stufe 2 weitermachen, dann bei Stufe 1.

Beide Varianten haben Vor- und Nachteile. Das Hinaufklettern ist am Anfang einfacher, weil du nur wenige Lebensmittelgruppen weglässt. Beim Hinunterklettern musst du am Beginn auf mehr verzichten, es kann aber sein, dass sich deine Symptome schneller lindern. Deshalb empfehle ich das Hinaufklettern der Stufen, weil es nicht so extrem ist. Bedenke außerdem, dass du Stufe 3 nicht länger als ein bis drei Monate durchziehen solltest. Sie ist einfach zu restriktiv. Auf Stufe 1 und 2 kannst du, wenn nötig, ein Leben lang bleiben.

Alle Stufen sind Startpunkte, die du jederzeit ändern und anpassen kannst und solltest. Versuche auf jeder Stufe 1 bis 3 Monate zu bleiben und besprich deinen Plan mit dem Arzt. So habt ihr Schilddrüsenhormone und Antikörper im Blick und könnt euch nach den Ergebnissen richten.

Stufe 1: Verzicht auf Gluten, Milchprodukte, Soja, Zucker (Kristallzucker und Maissirup), Alkohol, Koffein.

Stufe 2: Verzicht auf alle Lebensmittelgruppen in Stufe 1, Getreide, Hülsenfrüchte (Ausnahme: Grüne Bohnen, Erbsenprotein), Chili und andere scharfe Schoten, jodhaltige Lebensmittel.

Stufe 3: Verzicht auf alle Lebensmittelgruppen in Stufe 1 und 2, Eier, Nüsse, Samen, Nachtschattengewächse, alle scharfen Lebensmittel (Ausnahme: Schwarzer Pfeffer), Stevia.

WIE DU NAHRUNGSMITTEL DURCH ANDERE ERSETZEN KANNST

Wenn du ganze Lebensmittelgruppen weglässt, musst du nicht auf Geschmack und Eigenschaften verzichten. Für jedes Nahrungsmittel gibt es Alternativen.

Inhaltsstoff	*Vermeiden*	*Ersatz*
Bindemittel	Maisstärke, Kartoffelstärke	Stufe 3: Gelatine, Tapiokastärke Stufe 2: alle von Stufe 3, Chiasamen Stufe 1: alle von Stufe 2 und 3
Eier	Ganze Eier, Eier als Proteinpulver oder als Zusätze in Fertigprodukten	Stufe 3: Apfelmus (zum Backen), hydrolysiertes Rinderprotein, Apfelessig, Gelatine Stufe 2: alles von Stufe 3, Leinsamen, Chiasamen, Erbsenprotein Stufe 1: alles von Stufe 2 und 3
Produkte mit Gluten	Vollkornmehle, Couscous, Pasta, Brösel, Haferflocken	Stufe 3: Maniokmehl, Kokosmehl, Zoodles (Zucchini, Süßkartoffel, Butternusskürbis),

		Spaghettikürbis Stufe 2: alles von Stufe 3, Mandelmehl Stufe 1: alles von Stufe 2 und 3, Kichererbsenmehl, Pseudogetreide (Buchweizen, Quinoa, Amaranth) Reis, glutenfreie Produkte (Pasta, Brösel, Haferflocken etc.)
Milchprodukte	Milchprodukte von Kuh, Schaf, Ziege: Milch, Joghurt, Käse, Butter, Eiscreme, Proteinpulver (Molke, Casein), Laktose, Milchsäure; Inhaltsstoffe aus der Milch verstecken sich oft in Fertigprodukten	Stufe 3: Kokosmilch und Produkte mit Kokosmilch (Eiscreme, Joghurt, Butter etc.), hydrolysiertes Rinderprotein, Hefeflocken, Kokosfett Stufe 2: alles von Stufe 3, Milch und Milchprodukte aus Nüssen (z.B. Frischkäse aus Cashewkernen, Milch und Joghurt aus Mandeln), Erbsenprotein Stufe 1: alles von Stufe 2 und 3, veganer Käse
Öle	Pflanzenölgemische, Rapsöl, Maisöl, Erdnussöl, Öle aus Samen und Nüssen	Stufe 3: kaltgepresste Öle: Kokosöl, Avocadoöl, Olivenöl Stufe 2: alles von Stufe 3, Butterschmalz Stufe 1: alles von Stufe 2 und 3
Süßungsmittel	Zucker (Rohrzucker, Traubenzucker = Dextrose, Fructose, Brauner Zucker, Rohzucker, Vollrohrzucker), Agavendicksaft, Künstliche Süßstoffe (Acesulfam = E 950, Aspartam = E 951, Saccharin = E 954, Sucralose = E 955)	Stufe 3: Honig, Ahornsirup, Melasse, Fruchtsaft (frisch gepresst), Datteln Stufe 2: alles von Stufe 3, Kokoszucker, Stevia, Mönchsfrucht, Xylit, Trehalose Stufe 1: alles von Stufe 2 und 3
Bindemittel	Maisstärke, Kartoffelstärke	Stufe 3: Gelatine, Tapiokastärke Stufe 2: alle von Stufe 3,

		Chiasamen Stufe 1: alle von Stufe 2 und 3
Eier	Ganze Eier, Eier als Proteinpulver oder als Zusätze in Fertigprodukten	Stufe 3: Apfelmus (zum Backen), hydrolysiertes Rinderprotein, Apfelessig, Gelatine Stufe 2: alles von Stufe 3, Leinsamen, Chiasamen, Erbsenprotein Stufe 1: alles von Stufe 2 und 3
Produkte mit Gluten	Vollkornmehle, Couscous, Pasta, Brösel, Haferflocken	Stufe 3: Maniokmehl, Kokosmehl, Zoodles (Zucchini, Süßkartoffel, Butternusskürbis), Spaghettikürbis Stufe 2: alles von Stufe 3, Mandelmehl Stufe 1: alles von Stufe 2 und 3, Kichererbsenmehl, Pseudogetreide (Buchweizen, Quinoa, Amaranth) Reis, glutenfreie Produkte (Pasta, Brösel, Haferflocken etc.)
Milchprodukte	Milchprodukte von Kuh, Schaf, Ziege: Milch, Joghurt, Käse, Butter, Eiscreme, Proteinpulver (Molke, Casein), Laktose, Milchsäure; Inhaltsstoffe aus der Milch verstecken sich oft in Fertigprodukten	Stufe 3: Kokosmilch und Produkte mit Kokosmilch (Eiscreme, Joghurt, Butter etc.), hydrolysiertes Rinderprotein, Hefeflocken, Kokosfett Stufe 2: alles von Stufe 3, Milch und Milchprodukte aus Nüssen (z.B. Frischkäse aus Cashewkernen, Milch und Joghurt aus Mandeln), Erbsenprotein Stufe 1: alles von Stufe 2 und 3, veganer Käse

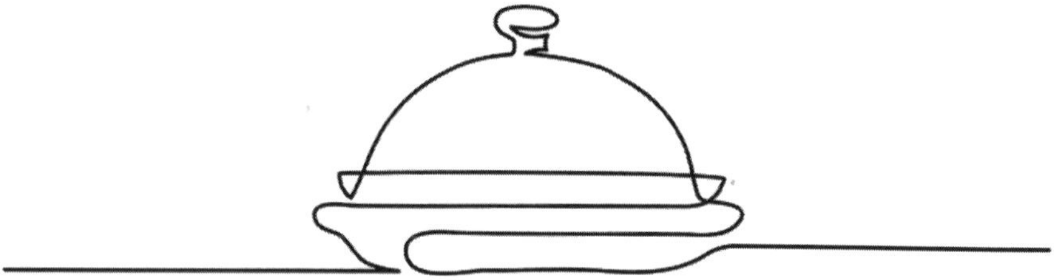

ERNÄHRUNGSPLAN FÜR 14 TAGE: STUFE 1 — OHNE GLUTEN, MILCHPRODUKTE, SOJA, ZUCKER, KOFFEIN UND ALKOHOL

Hier ist ein möglicher 14-Tagesplan für den Einstieg zu deiner Ernährungsumstellung. Die meisten Rezepte sind aus Stufe 1, mit ein paar Ausnahmen. Du kannst die Mengen anpassen und natürlich selbst entscheiden, ob du Lust auf Desserts und Snacks hast. Lass es dir schmecken!

Tag	*Frühstück*	*Mittagessen*	*Abendessen*	*Deserts/ Snacks*
1	Heidelbeer-Kokosjoghurt-Smoothie Seite 51	Würziger Bohnensalat Seite 61	Kabeljau mit Quinoa und Gemüse Seite 79	Würzige Walnüsse Seite 59
2	Milchreis mit Erdbeerkompott Seite 54	Gemüsecurry Seite 67 Blumenkohlreis Seite 130	Shakshuka Seite 74	Kokos-Schoko-Shake Seite 60
3	Chiapudding Seite 95	Chili sin Carne Seite 68	Kohlrouladen Seite 83	Nuss-Dattel-Bällchen Seite 117
4	Gemüseomelette Seite 97	Quinoasalat Seite 62	Würziger Fischeintopf Seite 71	Erdbeeren mit Kokos-joghurt Seite 170
5	Kokos-Quinoa-Porridge Seite 52	Tortillas mit Lachs Seite 80 Ananas-Gurken-Salsa Seite 56	Kichererbsen-Spinat-Eintopf Seite 69	Erdbeer-shake Seite 103
6	Grüner Smoothie Seite 51	Tortillas mit Huhn Seite 80 Cole Slaw-Salat mit Ananas Seite 57	Curry mit Schrimps Seite 70	Zitronen-Heidelbeer-Törtchen Seite 86
7	Buchweizen-Heidelbeer-Pfannkuchen Seite 54	Süßkartoffeltoast mit Hummus Seite 75	Chili con Carne Seite 72	Gefüllte Avocados Seite 102
8	Spinatpfanne mit Datteln und Speck Seite 133	Scharfer Zucchinisalat Seite 62	Paella Seite 76	Waffeln Seite 85

9	Overnight Oats mit Äpfeln und Walnüssen Seite 53	Gebackene Shrimps mit Artischocken Seite 79	Gnocchi mit Erbsen und Speck Seite 81	Schoko-Avocado-Pudding Seite 120
10	Schoko-Kirsch-Smoothie Seite 52	Gemüsepfanne mit Kartoffeln Seite 73	Risotto mit Wurzel-gemüse Seite 77	Gefüllte Eier Seite 103
11	Muffins mit Pilzen und Speck Seite 97	Gemüsesalat mit Eiern Seite 63	Kohlrouladen Seite 83	Würzige heiße Schokolade Seite 60
12	Brombeer-Samen-Porridge Seite 53	Kichererbsen-laibchen mit Tomatensugo Seite 76 Ofengemüse Seite 58	Zucchinisuppe mit Kartoffeln und Pilzen Seite 66	Erdnuss-riegel Seite 59
13	Schoko-Kokos-Muffins Seite 55	Kartoffelsalat mit Pilzen Seite 64	Gemüsereis mit Hackfleisch Seite 82	Quinoa-kuchen mit Kirschen Seite 87
14	Rührei mit Spinat und Zucchini Seite 96	Erbsensuppe Seite 65	Spargelrisotto Seite 77	Bananen-muffins Seite 96

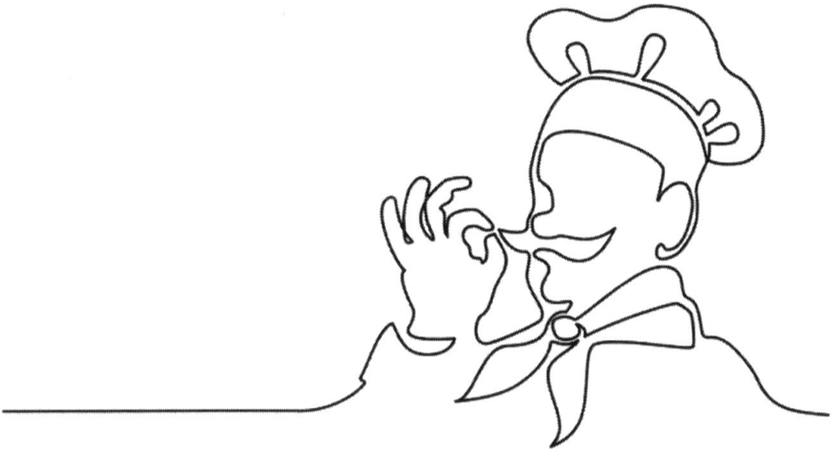

REZEPTE

Die Rezepte sind einfach gehalten, damit dir die Ernährungsumstellung leichter fällt. Sie sind nach den drei beschriebenen Stufen aufgebaut, damit du deine Wochen und Monate besser planen kannst. Wenn du deine Ernährungsreise mit Stufe 1 beginnst, kannst du natürlich Rezepte aus allen 3 Stufen ausprobieren. Umgekehrt hilft dir der Aufbau, wenn du mit Stufe 3 beginnst und du wieder langsam mehr Lebensmittel in deinen Speiseplan integrieren willst.

Neben Töpfen, Pfannen und einem guten Smoothiemixer brauchst du keine besonderen Geräte, einige Maschinen helfen dir aber bei der Zubereitung. Mit einem Pürierstab lassen sich Suppen schnell pürieren. Eine Küchenmaschine oder ein Handmixer für Teige macht dir das Leben leichter. In ganz wenigen Rezepten brauchst du einen Schongarer, wobei du auch einen normalen Topf auf sehr niedriger Hitze und bei kürzerer Kochzeit verwenden kannst. Der Schongarer eignet sich bestens für große Mengen, wenn du eine größere Familie hast, oder lieber einmal viel kochst, und den Rest aufbewahren willst. Wenn du eine

Küchenmaschine hast, brauchst du keine extra Reibe. Auflaufformen sollten in keiner Küche fehlen.

Die Mengenangaben sind in Gramm (g), Milliliter (ml), Esslöffel (EL) und Teelöffel (TL) angegeben. Die Nährwertangaben sind pro Portion und sind Schätzungen. Alle Rezepte sind für 2 Portionen (sofern nicht anders angegeben).

Bei manchen Rezepten weise ich auf selbstgemachte Teilzutaten hin. Diese findest du in den Kapiteln *Grundrezepte*.

Achtung bei folgenden Lebensmitteln:

- **Proteinpulver**: Nimm hydrolysiertes Rinderprotein, Erbsenprotein oder Hanfprotein.
- **Kakao** kann Symptome auslösen. Bei Rezepten mit Kakao kannst du auf Carobpulver ausweichen.
- **Salz und Zucker**: Bei Stufen 2 und 3 sind die Rezepte mit jodfreiem Salz angegeben (z. B. Himalaya-Salz). Als Zuckerersatz eignet sich Kokosblütenzucker.
- **Knoblauch- und Zwiebelpulver**: Die Pulver können Spuren von anderen Lebensmitteln enthalten. Achte auf die Inhaltsangaben.
- **Vanilleextrakt** ist meistens nicht alkoholfrei. In einigen Geschäften oder online gibt es Vanilleextrakt ohne Alkohol zu kaufen.
- **Zusätzliche Inhaltsstoffe**: Achte bei Produkten wie Speck darauf, dass keine zusätzlichen Inhaltsstoffe enthalten sind. Beim Fleischer bekommst du sie ohne Inhaltsstoffe wie Salz.
- **Backpulver**: Achte beim Backpulver auf Inhaltsstoffe. Weinsteinbackpulver oder ein anderes glutenfreies Backpulver sind gute Alternativen.
- **Polpa**: Tomatenstücke aus der Dose können Salz enthalten. Du kannst auch frische Tomaten verwenden.
- **Fisch**: Fisch sollte wildgefangen und biologisch sein, da sie in Zuchtbecken anderes Futter bekommen und mit zusätzlichen Inhaltsstoffen angereichert werden, um sie haltbar zu machen. Auch Fisch hat einen Anteil an Jod, manche mehr und andere weniger: Meeresfrüchte, Dorsch oder Kabeljau, Scholle und Thunfisch enthalten viel Jod. Auch Lachs hat mehr Jod, allerdings ist er wegen des Omega-3-Gehalts sehr gesund. Flussfische wie Forelle und Karpfen haben wenig Jod. Faustregel: Süßwasserfische haben deutlich weniger Jod als Fische und Tiere aus dem Meer. Da du bei den Stufen 2 und 3 auf Speisesalz mit Jod komplett verzichtest, sollte der ein oder andere Fisch aus dem Meer auf deinem Speiseplan kein Problem sein. Falls du dein Jodgehalt noch weiter hinunterschrauben willst, steige bei den Rezepten auf Süßwasserfisch um.

Du kannst bei allen Rezepten herumexperimentieren. Sie dienen als Grundlage für eine Ernährung, die dir ein Leben lang mit Hashimoto helfen wird. Deine Symptome und die Nahrungsmittel, die du verträgst, werden sich immer wieder ändern.

Viel Spaß beim Ausprobieren und guten Appetit!

STUFE 1: VERZICHT AUF GLUTEN, MILCHPRODUKTE, SOJA, ZUCKER, ALKOHOL, KOFFEIN

GRUNDREZEPTE

QUINOA-AMARANTH-MÜSLI

KCAL	FETT	PROTEIN	KOHLENHYDRATE
95	8 g	2 g	5 g

Zutaten

Für 10 Portionen:
- 75 ml Kokosöl
- 60 g gepuffter Quinoa
- 60 g gepuffter Amaranth
- 50 g geschrotete Leinsamen
- 50 g Kakaonibs
- 25 g Mandeln, gehackt
- 25 g Walnüsse, gehackt
- 50 g Kürbiskerne, gehackt
- 30 g Hanfsamen
- 1 Prise Zimt

Zubereitung

Ofen auf 180°C Ober-/Unterhitze vorheizen. Ein Backblech mit Backpapier auslegen.

Alle Zutaten bis auf das Öl miteinander vermischen. Dann das Öl langsam untermengen und gut vermischen.

Müslimasse auf dem Blech verteilen und 15 Minuten backen. Zwischendurch umrühren.

Müsli abkühlen lassen, auseinander brechen und in einem luftdichten Behälter lagern.

FLADENBROT

KCAL	FETT	PROTEIN	KOHLENHYDRATE
187	7 g	8 g	23 g

Zutaten

120 g Kichererbsenmehl
1 Prise Salz
180 ml Wasser
1 EL Olivenöl
Optional: ½ TL getrockneter Rosmarin

Zubereitung

Vermische Mehl und Salz in einer Schüssel.

Rühre das Wasser langsam dazu und vermische alles gut. Lass den Teig 4 Stunden stehen.

Heize den Ofen auf 250°C Ober-/Unterhitze vor. Verteile das Olivenöl in einer ofenfeste Pfanne.

Falls sich Schaum auf dem Teig gebildet hat, schöpfe ihn ab und mische den Teig noch einmal gut durch. Leere ihn in die Pfanne und gib Salz und Rosmarin dazu.

Backe den Teig auf unterster Schiene für 12 Minuten. Reduziere die Hitze auf 200 °C und backe das Fladenbrot fertig, bis es goldbraun und innen nicht mehr flüssig ist.

Lass das Fladenbrot vor dem Servieren ein paar Minuten abkühlen.

PIZZATEIG

KCAL	FETT	PROTEIN	KOHLENHYDRATE
540	10 g	6 g	102 g

Zutaten

7 g Trockenhefe oder ein halber Würfel frische Hefe (Hefe ist grundsätzlich glutenfrei, auf die Inhaltsstoffe achten)
1 TL Kokoszucker
125 g Reismehl
125 g Kartoffelmehl
10 g Flohsamenschalen, gerieben
1 TL Salz
2 EL Olivenöl
1 TL Zitronensaft
1 Prise Zimt

Zubereitung

Hefe mit Zucker und 100 ml lauwarmem Wasser vermischen. Wenn sich Blasen bilden, weißt du, dass die Hefe aktiviert wurde.

Die Mehle mit Flohsamen und Salz vermischen.

Olivenöl mit Zitronensaft und 100 ml Wasser mischen.

Alle drei Gemische miteinander verrühren und zu einem Teig kneten, am besten mit den Knethaken der Küchenmaschine für mindestens 5 Minuten (von Hand mindestens 10 Minuten lang kneten).

Sobald ein geschmeidiger Teig entstanden ist, die Teigschüssel mit einem Tuch abdecken und den Teig an einem warmen Ort (ca. 35°C) mindestens 30 Minuten gehen lassen (dafür eignet sich der Backofen).

Teig auf einer bemehlten Arbeitsfläche ausrollen (oder halbieren und zwei kleinere Pizzateige ausrollen).

Backblech mit Backpapier auslegen und Teig darauflegen.

Für den Belag kannst du neben einer selbstgemachten Pizzasauce (die findest du bei den Grundrezepten der Stufe 2) alles draufmachen, worauf du Lust hast.

Wenn die Pizza belegt ist, im vorgeheizten Backofen bei 220°C Ober-/Unterhitze 15 Minuten backen.

CHIASAMENBROT

KCAL	FETT	PROTEIN	KOHLENHYDRATE
122	4 g	3 g	20 g

Zutaten

Für 12 Portionen:
50 g Chiasamen, gemahlen
300 ml Mandelmilch
50 g Mandeln, gemahlen
150 g Reismehl
100 g Kartoffelmehl
1 Packung Backpulver
½ TL Salz

Zubereitung

Ofen auf 220°C Ober-/Unterhitze vorheizen.

Chiasamen mit 200 ml Mandelmilch für 10 Minuten quellen lassen.

Restliche Zutaten beimischen und zu einem Teigball verarbeiten. Forme den Teigball zu einem Brotlaib.

10 Minuten im Backofen backen, dann Temperatur auf 200°C reduzieren und 50 Minuten fertig backen.

Vor dem Servieren mindestens 1 Stunde auskühlen lassen.

BOHNENAUFSTRICH

KCAL	FETT	PROTEIN	KOHLENHYDRATE
100	7 g	4 g	6 g

Zutaten

Für 6 Portionen:
1 ½ TL Olivenöl
1 Zwiebel, gehackt
50 g Walnusskerne, gehackt
150 g Hülsenfrüchte deiner Wahl (alle Bohnen, Kichererbsen, Erbsen, Linsen), abgewaschen und abgetropft
1 TL Rosmarin
1 EL roter Balsamicoessig
1 Prise Salz
Pfeffer

Zubereitung

Öl in einer kleinen Pfanne erhitzen, Zwiebeln und Walnüsse darin 3 Minuten bei mittlerer Hitze anbraten. Bohnen, Zwiebeln, Nüsse, Balsamico und Rosmarin mit einem Stabmixer cremig pürieren.

Aufstrich mit Salz und Pfeffer abschmecken und in ein Glas geben.

HUMMUS

KCAL	FETT	PROTEIN	KOHLENHYDRATE
230	14 g	7 g	15 g

Zutaten

Für 6 Portionen:
375 Kichererbsen
4 Knoblauchzehen, gehackt
1 Prise Salz
1 EL Zitronensaft
1 Prise Kreuzkümmel
6 EL Olivenöl

Zubereitung

Alle Zutaten im Mixer zerkleinern, bis eine cremige Masse entsteht. Abschmecken und in einem luftdichten Behälter aufbewahren.

BUDDHA BOWL

KCAL	FETT	PROTEIN	KOHLENHYDRATE
280	12 g	17 g	26 g

Zutaten

150 g gekochter Reis (= 55 g trockener Reis); verwende für Stufe 2 Hülsenfrüchte wie Linsen und für Stufe 3 Blumenkohlreis
50 g geröstetes Gemüse, z.B. Süßkartoffeln, Rote Bete, Butternusskürbis
80 g Grünes Blattgemüse, z.B. Spinat (gekocht oder roh), Brokkoli, Mangold
100 g gegrilltes Fleisch deiner Wahl
1 Ei, gekocht oder als Spiegelei; bei Stufe 3 weglassen
½ Avocado, gewürfelt
1 Prise (jodfreies) Salz

Zubereitung

Reis, Gemüse und Fleisch in eine Schüssel geben.

Avocado und Ei in die Mitte setzen und mit Salz abschmecken.

Buddha Bowls sind toll, weil sie so vielseitig sind und alle Makronährstoffe in einer Mahlzeit enthalten.

FRÜHSTÜCK

HEIDELBEER-KOKOSJOGHURT-SMOOTHIE

KCAL	FETT	PROTEIN	KOHLENHYDRATE
150	10 g	3 g	7 g

Zutaten

300 g Kokosjoghurt
½ Banane
50 ml Mandelmilch
½ TL Vanilleextrakt
75 g Heidelbeeren
25 g Himbeeren
1 EL Chiasamen
Optional: Proteinpulver

Zubereitung

Alle Zutaten in den Smoothiemixer geben und zur gewünschten Konsistenz cremig rühren.

GRÜNER SMOOTHIE

KCAL	FETT	PROTEIN	KOHLENHYDRATE
260	12 g	25 g	25 g

Zutaten

50 g Proteinpulver
30 g Babyspinat
1 Karotte
1 Avocado
1 Selleriestange
1 kleine Gurke
1 Handvoll Basilikum
Saft einer Zitrone

Zubereitung

Alle Zutaten im Smoothiemixer cremig rühren. Eventuell mit Salz abschmecken.

SCHOKO-KIRSCH-SMOOTHIE

KCAL	FETT	PROTEIN	KOHLENHYDRATE
300	5 g	28 g	35 g

Zutaten

125 ml ungesüßte Kokosmilch
375 ml Wasser
125 g gefrorene Kirschen
125 g gefrorene Bananen
4 EL Kakaopulver
50 g Proteinpulver

Zubereitung

Zuerst Kokosmilch und Wasser im Mixer vermischen, dann Kirschen, Bananen, Kakaopulver und Proteinpulver beigeben. Am besten kühl genießen. Je nach Konsistenz kannst du mehr oder weniger Wasser verwenden.

KOKOS-QUINOA-PORRIDGE

KCAL	FETT	PROTEIN	KOHLENHYDRATE
280	14 g	8 g	33 g

Zutaten

60 g Quinoa
300 ml Wasser
80 ml Kokosmilch
1 Prise Salz
ein paar Tropfen Vanilleextrakt
40 g Heidelbeeren
2 EL Kürbiskerne

Zubereitung

Quinoa in ein feines Sieb geben und mit Wasser abspülen, abtropfen lassen.

Quinoa mit Wasser, Kokosmilch und Salz in einen Topf geben. Aufkochen und für 20 Minuten bei geringer Hitze köcheln lassen.

Vanille und Heidelbeeren unterrühren, für ein paar Minuten mitköcheln lassen. Zum Schluss die Kürbiskerne untermischen und warm servieren.

BROMBEER-SAMEN-PORRIDGE

KCAL	FETT	PROTEIN	KOHLENHYDRATE
440	33 g	15 g	9 g

Zutaten

300 ml Mandelmilch
¼ TL Vanilleextrakt
30 g Hanf-Samen
20 g Mandelmehl
30 g Kokosraspeln
2 TL Leinsamen
1 Prise Salz
50 g Brombeeren
20 g Mandelkerne, gehackt
1 TL Sonnenblumenkerne
1 TL Kürbiskerne

Zubereitung

Mandelmilch und Vanille in einem Topf erhitzen. Hanfsamen, Mandelmehl, Kokosraspel, Leinsamen und Salz mischen, zugeben und bei mittlerer Hitze 5 Minuten quellen lassen. Ab und zu umrühren.

Porridge in Schalen füllen und mit Brombeeren, Mandeln, Sonnenblumenkernen und Kürbiskernen garnieren.

OVERNIGHT OATS MIT ÄPFELN UND WALNÜSSEN

KCAL	FETT	PROTEIN	KOHLENHYDRATE
425	15 g	8 g	50 g

Zutaten

75 g Buchweizenflocken
1 TL Zimt
1 Prise Salz
250 ml Mandelmilch
1 EL Apfelmus
2 EL Chiasamen
1 Apfel, eine Hälfte würfeln, die andere in feine Spalten schneiden
1 EL Ahornsirup
2 EL Walnusskerne, gehackt

Zubereitung

Buchweizenflocken mit Zimt und einer Prise Salz vermengen. Milch, Apfelmus und 1 EL Chiasamen beigeben, verrühren und am besten über Nacht in den Kühlschrank stellen.

Apfelwürfel mit Ahornsirup in einen Topf geben, erhitzen und 2 bis 3 Minuten karamellisieren lassen.

Overnight-Oats aufteilen und mit Apfelspalten, karamellisierte Apfelwürfeln, Walnusskernen und restlichen Chiasamen betreuen.

MILCHREIS MIT ERDBEERKOMPOTT

KCAL	FETT	PROTEIN	KOHLENHYDRATE
220	4 g	4 g	38 g

Zutaten

1 EL Zitronensaft
200 ml Mandelmilch
50 g Rundkornreis
1 Prise Salz
250 g Erdbeeren, halbiert
1 ½ EL Ahornsirup
1 EL Pistazienkerne, gehackt

Zubereitung

Milch mit Reis, 1 TL Zitronensaft und Salz in einen Topf geben. Aufkochen lassen und zugedeckt bei kleiner Hitze 25 bis 30 Minuten köcheln, ab und zu umrühren.

Etwa 80 Gramm der Beeren mit 1 EL Ahornsirup in einem hohen Gefäß mit dem Stabmixer fein pürieren. Zusammen mit dem restlichen Zitronensaft über die Erdbeerstücke gießen. Gut vermischen.

Restliches Ahornsirup in den Milchreis rühren. In Schüsseln leeren mit Pistazien bestreuen und mit Kompott servieren.

BUCHWEIZEN-HEIDELBEER-PFANNKUCHEN

KCAL	FETT	PROTEIN	KOHLENHYDRATE
400	9 g	6 g	65 g

Zutaten

150 ml Mandelmilch
75 g selbstgemachter Kokosjoghurt
Prise Salz
125 g Buchweizenmehl
1 TL Backpulver
1 EL Kokosöl
150 g Heidelbeeren
1 EL Ahornsirup

Zubereitung

Mandelmilch mit Kokosjoghurt und Salz vermischen. Mehl mit Backpulver mischen und unter Rühren zur Joghurtmasse geben. Alles zu einem Teig verrühren und 30 Minuten stehen lassen.

Öl in einer Pfanne erhitzen. Je 2 EL Teig pro Pfannkuchen hineingeben, mit einigen Blaubeeren bestreuen und von beiden Seiten bei mittlerer Hitze je 2 Minuten goldbraun braten. Mit dem Rest des Teiges genauso fortfahren.

Pfannkuchen auf Teller stapeln, mit restlichen Beeren bestreuen und mit Ahornsirup beträufeln.

SCHOKO-KOKOS-MUFFINS

KCAL	FETT	PROTEIN	KOHLENHYDRATE
232	13 g	6 g	22 g

Zutaten

Für 6 Muffins:
Muffinförmchen
3 Eier
120 g vegane Schokolade, gehackt
2 EL Honig
100 g Kokosflocken
100 ml Kokosmilch
2 EL Kakaopulver

Zubereitung

Ofen auf 180°C Ober-/Unterhitze vorheizen.

Eier trennen und Eiweiß zu festem Schnee schlagen.

Schokolade über einem Wasserbad schmelzen.

Eigelb, Honig, Kokosmilch und Kokosflocken zur Schokolade geben und vermischen.

Eischnee unterheben und Kakaopulver unterrühren.

Teig auf Muffinförmchen verteilen und 25 Minuten backen.

Nährwerte - für 1 Muffin

BEILAGEN UND SNACKS

ANANAS-GURKEN-SALSA

KCAL	FETT	PROTEIN	KOHLENHYDRATE
90	0 g	1 g	20 g

Zutaten

1 ½ EL Apfelessig
½ EL Honig
1 Prise Salz
½ frische Ananas, klein gewürfelt
½ Salatgurke, klein gewürfelt
4 Frühlingszwiebeln, klein geschnitten
1 kleine Chilischote, gehackt

Zubereitung

Zuerst Essig, Honig und Salz vermischen.

Alle anderen Zutaten in eine Schüssel geben und mit der Marinade vermischen. 30 Minuten ziehen lassen.

COLE SLAW-SALAT MIT ANANAS

KCAL	FETT	PROTEIN	KOHLENHYDRATE
178	14 g	3 g	14 g

Zutaten

140 g Weißkraut und/oder Rotkraut, gehackt
80 g Ananas, gewürfelt
250 ml Kokosmilch
1 EL Apfelessig
1 Prise Kurkuma
1 Prise Salz
1 Prise Zucker

Zubereitung

Alle Zutaten in einer Schüssel miteinander vermengen. Den Salat vor dem Servieren eine halbe Stunde ziehen lassen.

KARTOFFELPÜREE

KCAL	FETT	PROTEIN	KOHLENHYDRATE
170	3 g	4 g	30 g

Zutaten

½ kg (mehlige) Kartoffeln (du kannst auch Süßkartoffeln verwenden), geschält und gewürfelt
80 ml Mandelmilch
1 Messerspitze Muskat
1 Prise Salz
Pfeffer

Zubereitung

Kartoffeln für 20 Minuten kochen, dann absieben. Kartoffelwasser aufbewahren.

Kartoffeln mit einem Stampfer oder einer Kartoffelpresse zerdrücken (du kannst auch die feine Reibe einer Küchenmaschine verwenden).

Milch in einem Topf erhitzen, Muskat und Kartoffeln untermengen, Herdplatte abdrehen. Verrühren, bis ein cremiges Püree entsteht. Wenn es zu wenig Flüssigkeit ist, kannst du das Kartoffelwasser unterrühren. Mit Salz und Pfeffer abschmecken.

OFENKARTOFFELN

KCAL	FETT	PROTEIN	KOHLENHYDRATE
210	7 g	4 g	30 g

Zutaten

500 g Kartoffeln, geschält und je nach Größe halbieren oder vierteln
1 ½ EL Olivenöl
Salz
Pfeffer
1 TL getrockneter Thymian
1 TL getrockneter Rosmarin

Zubereitung

Ofen auf 200°C Ober-/Unterhitze vorheizen. Ein Backblech mit Backpapier auslegen.

Kartoffeln in eine Schüssel geben. Die anderen Zutaten beigeben und gut mit den Kartoffeln vermischen. 30 Minuten im Ofen backen.

OFENGEMÜSE

KCAL	FETT	PROTEIN	KOHLENHYDRATE
300	8 g	6 g	50 g

Zutaten

2 Karotten, gewürfelt
1 Pastinaken, geschält und grob gewürfelt
2 kleine Rüben Rote Bete, geschält und grob gewürfelt
2 Zwiebeln, in grobe Spalten geschnitten
125 g Süßkartoffeln, geschält und grob gewürfelt
4 kleine Kartoffeln, geschält und gewürfelt
2 Knoblauchzehen, grob gehackt
1 EL Thymian, gehackt
1 ½ EL Olivenöl
1 Prise Salz
Pfeffer

Zubereitung

Ofen auf 200°C Ober-/Unterhitze vorheizen. Ein Backblech mit Backpapier auslegen.

Alle Zutaten in eine Schüssel geben und gut vermischen, damit das Gemüse mit Öl bedeckt ist. Auf dem Backblech verteilen und für 45 Minuten backen. Ab und zu wenden.

ERDNUSSRIEGEL

KCAL	FETT	PROTEIN	KOHLENHYDRATE
177	13 g	7 g	8 g

Zutaten

200 g Erdnüsse, ungesalzen und ungeröstet
3 EL Sonnenblumenkerne
3 EL Leinsamen
1 Prise Salz
3 EL Honig

Zubereitung

Ofen auf 150°C Ober-/Unterhitze vorheizen. Ein Backblech mit Backpapier auslegen.

Alle Zutaten bis auf den Honig in einem Mixer klein hacken.

Honig untermischen und per Hand gut mit der Masse vermischen.

Die Masse auf das Backblech streichen und für 10 bis 15 Minuten backen.

Aus dem Ofen holen, in Riegel schneiden und auskühlen lassen.

WÜRZIGE WALNÜSSE

KCAL	FETT	PROTEIN	KOHLENHYDRATE
160	16 g	3 g	4 g

Zutaten

Für 6 Portionen:
½ TL Salz
¼ TL Cayennepfeffer
½ TL Knoblauchpulver
½ TL Zwiebelpulver
1 EL Avocadoöl
200 g Walnüsse

Zubereitung

Ofen auf 160°C Ober-/Unterhitze vorheizen. Ein Backblech mit Backpapier auslegen.

Alle Zutaten gut miteinander vermischen und die Nüsse auf dem Blech verteilen.

Für 10 Minuten backen, durchmengen und anschließend für weitere 10 Minuten backen.

Abkühlen lassen, damit die Glasur hart werden kann. Du kannst die Nüsse bis zu 1 Monat luftdicht im Kühlschrank aufbewahren.

WÜRZIGE HEIßE SCHOKOLADE

KCAL	FETT	PROTEIN	KOHLENHYDRATE
240	12 g	10 g	22 g

Zutaten

1 Chilischote, gehackt
30 g Ingwer, gehackt
1 paar Tropfen Vanilleextrakt
70 g vegane Schokolade, grob gehackt
400 ml Mandelmilch
2 Zimtstangen
Zimtpulver

Zubereitung

Mandelmilch mit Chili, Ingwer, Vanille und Zimtstangen in einen Topf geben und erwärmen. Bei kleiner Hitze etwa 10 Minuten köcheln lassen.

Milch durch ein Sieb in eine Schüssel gießen und die Flüssigkeit erneut im Topf erhitzen. Schokolade einrühren und schmelzen lassen.

Heiße Schokolade aufteilen und mit Zimt bestreuen.

KOKOS-SCHOKO-SHAKE

KCAL	FETT	PROTEIN	KOHLENHYDRATE
429	27 g	7 g	31 g

Zutaten

375 ml Mandelmilch
125 ml Kokosmilch
50 g vegane Schokolade, gehackt
15 g Kokoszucker

Zubereitung

Mandelmilch und Kokosmilch aufkochen lassen, vom Herd ziehen und die zerbröckelte Schokolade und Zucker mit einem Schneebesen einrühren und schmelzen lassen.

SALATE

WÜRZIGER BOHNENSALAT

KCAL	FETT	PROTEIN	KOHLENHYDRATE
380	28 g	8 g	27 g

Zutaten

Salat:
1 kleine Chili, gehackt und ohne Samen
1 Paprika (rot, gelb oder gemischt), geschnitten
1 kleine Zwiebel, geschnitten
1 EL Koriander, gehackt
425 g Schwarze Bohnen (oder Bohnen deiner Wahl) aus der Dose, abgewaschen und abgetropft
160 g Cherrytomaten, gewürfelt

Dressing:
60 ml Avocadoöl
30 ml Balsamicoessig
1 Prise Salz
Pfeffer

Zubereitung

Mische alle Zutaten für den Salat in einer Schüssel.

Mische alle Zutaten für das Dressing und gieße es über den Salat. Gut durchmischen.

Lass den Salat für eine halbe Stunde ziehen.

QUINOASALAT

KCAL	FETT	PROTEIN	KOHLENHYDRATE
380	12 g	10 g	45 g

Zutaten

Salat:
100 g Quinoa
½ Mango, gewürfelt
½ Salatgurke, gewürfelt
1 Tomate, gewürfelt
½ Paprika, gewürfelt
75 g Blattsalat, geschnitten
½ Zwiebel, gehackt
1 EL Minze, gehackt

Dressing:
½ EL Olivenöl
½ EL Apfelessig
1 Prise Salz
Pfeffer

Zubereitung

Quinoa nach Packungsangabe kochen, abtropfen.

Währenddessen die restlichen Zutaten für den Salat in eine Schüssel geben.

Die Zutaten für das Dressing vermischen und über den Salat gießen.

Quinoa untermischen und alles mit Salz und Pfeffer abschmecken.

SCHARFER ZUCCHINISALAT

KCAL	FETT	PROTEIN	KOHLENHYDRATE
320	24 g	5 g	11 g

Zutaten

Salat:
250 g Zucchini
1 Avocado, gewürfelt
1 EL Zitronensaft
3 Tomaten, gewürfelt
1 EL Sesam
Dressing:
2 EL Olivenöl
1 ½ EL Apfelessig
1 Prise Salz
Pfeffer
1 kleine Chilischote, gehackt

Zubereitung

Zucchini mit einem Spiralschneider in feine Spaghetti geschnitten.

Alle Zutaten in einer Schüssel miteinander vermengen.

GEMÜSESALAT MIT EIERN

KCAL	FETT	PROTEIN	KOHLENHYDRATE
330	13 g	16 g	32 g

Zutaten

Salat:
300 g Kartoffeln
2 Eier
150 g Karotten, klein gewürfelt
70 g Erbsen aus der Dose, gut abgewaschen und abgetropft
50 g grüne Bohnen aus der Dose, gut abgewaschen und abgetropft
1 kleine Zwiebel, gehackt
2 EL Kapern

Dressing:
1 EL Zitronensaft
100 g selbstgemachter Kokosjoghurt
50 ml selbstgemachte Knochenbrühe
1 EL Olivenöl
1 Prise Salz
Pfeffer

Zubereitung

Kartoffeln mit der Schale kochen, unter kaltem Wasser abkühlen lassen, schälen und in Scheiben schneiden.

Währenddessen Eier 10 Minuten hart kochen, abkühlen lassen, schälen und in Spalten schneiden.

Karotten, Erbsen, Bohnen, Zwiebel, Kapern und Kartoffeln in eine Schüssel geben.

Die Zutaten für das Dressing vermischen und über den Salat gießen. Die Eierspalte auf den Salat setzen und servieren.

KARTOFFELSALAT MIT PILZEN

KCAL	FETT	PROTEIN	KOHLENHYDRATE
270	10 g	5 g	38 g

Zutaten

400 g Kartoffeln
½ Zwiebel, gehackt
1 TL Avocadoöl
75 g Pfifferlinge (oder andere Pilze)

Dressing:
75 ml selbstgemachte Knochenbrühe
1 EL Apfelessig
1 Prise Salz
Pfeffer
1 EL Avocadoöl
2 EL Schnittlauch, gehackt

Zubereitung

Kartoffeln kochen, unter kaltem Wasser abkühlen, schälen und in Scheiben schneiden. In eine Schüssel geben. Zwiebel untermengen.

Zutaten für das Dressing vermischen und über Kartoffeln und Zwiebeln gießen.

Öl in einer Pfanne erwärmen und Pilze bei mittlerer Hitze 5 Minuten anbraten. Zum Kartoffelsalat geben, gut durchmischen und mit Salz und Pfeffer abschmecken.

SUPPEN UND EINTÖPFE

ERBSENSUPPE

KCAL	FETT	PROTEIN	KOHLENHYDRATE
208	8 g	12 g	22 g

Zutaten

1 TL Kokosöl
1 Knoblauchzehe, gehackt
500 ml selbstgemachte Knochenbrühe
160 g Erbsen
1 kleine Süßkartoffel, geschält und gewürfelt
80 g Brokkoli, in Röschen geteilt und Stämme geschnitten
1 kleine Karotte, gewürfelt
1 Prise Salz
Pfeffer
1 EL Petersilie, gehackt

Zubereitung

Öl in einem Topf erwärmen und Zwiebel bei mittlerer Hitze anschwitzen. Knoblauch beigeben und goldbraun anbraten.

Brühe und Gemüse beigeben und für 20 Minuten köcheln lassen.

Herdplatte abdrehen und Suppe mit Salz und Pfeffer abschmecken.

Suppe mit einem Pürierstab pürieren und mit Petersilie garnieren.

ZUCCHINISUPPE MIT KARTOFFELN UND PILZEN

KCAL	FETT	PROTEIN	KOHLENHYDRATE
255	16 g	5 g	23 g

Zutaten

1 EL Kokosfett
½ Zwiebel, gehackt
½ Knoblauchzehe, gehackt
75 g Pfifferlinge oder andere Pilze, geschnitten
250 g Kartoffeln, geschält und gewürfelt
150 g Zucchini, gewürfelt
500 ml selbstgemachte Knochenbrühe
1 Prise Salz
Pfeffer
50 g Frischkäseersatz aus Cashewkernen
1 Messerspitze Muskat
1 EL Petersilie, gehackt

Zubereitung

Zwiebel und Knoblauch in einem Topf mit Kokosfett bei mittlerer Hitze 5 Minuten glasig anschwitzen.

Pilze, Kartoffeln und Zucchini zugeben, kurz mitdünsten und mit der Brühe aufgießen. Salzen, pfeffern und bei mittlerer Hitze 10 Minuten köcheln lassen.

Cashewkäse einrühren, Suppe pürieren und mit Muskat abschmecken. Mit Petersilie bestreuen.

GEMÜSECURRY

KCAL	FETT	PROTEIN	KOHLENHYDRATE
255	16 g	5 g	23 g

Zutaten

- 1 EL Avocadoöl
- 100 g Champignons, geschnitten
- 1 TL Kurkuma
- ½ kleiner Blumenkohl, in Röschen geteilt
- 1 Paprika, gewürfelt
- ½ kleine Chilischote, gehackt
- 100 g Kidneybohnen (oder andere Hülsenfrüchte)
- 1 cm Ingwer, gerieben
- 100 ml selbstgemachte Knochenbrühe
- 200 ml Kokosmilch
- 1 Prise Salz
- Pfeffer

Zubereitung

Öl in einem Topf erwärmen und die Champignons 5 Minuten bei mittlerer Hitze anbraten. Kurkuma für 1 Minute unter Rühren mit anbraten.

Die restlichen Zutaten beigeben und für 30 Minuten bei niedriger Hitze köcheln lassen, bis das Gemüse weich ist. Mit Salz und Pfeffer abschmecken.

CHILI SIN CARNE

KCAL	FETT	PROTEIN	KOHLENHYDRATE
257	6 g	15 g	35 g

Zutaten

2 TL Olivenöl
½ Zwiebel, gehackt
1 Knoblauch, gehackt
200 g Karotten, gewürfelt
½ Paprika, gewürfelt
1 Stange Sellerie, gewürfelt
150 g Kidneybohnen, gut abgewaschen und abgetropft
100 g Kichererbsen, gut abgewaschen und abgetropft
200 g Polpa (Tomatenstücke aus der Dose)
100 ml selbstgemachte Knochenbrühe
1 kleine Chilischote, gehackt
1 Prise Cayennepfeffer
je 1 Prise und Salz
1 EL Petersilie, gehackt

Zubereitung

Öl in einem Topf erwärmen und Zwiebel 5 Minuten glasig anschwitzen.

Knoblauch, Karotten, Paprika und Sellerie beigeben und 3 Minuten dünsten. Kidneybohnen, Kichererbsen und Tomaten untermengen.

Brühe untermischen und alles bei niedriger Hitze 20 Minuten köcheln lassen.

Mit Chili, Cayennepfeffer und Salz abschmecken und mit Petersilie bestreuen.

KICHERERBSEN-SPINAT-EINTOPF

KCAL	FETT	PROTEIN	KOHLENHYDRATE
390	12 g	22 g	35 g

Zutaten

1 EL Olivenöl
1 Zwiebel, gehackt
2 Knoblauchzehen, gehackt
200 ml selbstgemachte Knochenbrühe
175 g Kichererbsen, gut abgewaschen und abgetropft
1 TL Rosmarin, gehackt
1 Lorbeerblätter
½ kleine Chilischote, gehackt
150 g Spinat aus dem Tiefkühler
3 Tomaten, gewürfelt
1 Prise Salz
Pfeffer

Zubereitung

Öl in einem Topf erwärmen. Zwiebeln und Knoblauch darin bei mittlerer Hitze ein paar Minuten glasig anschwitzen. Mit Brühe ablöschen.

Kichererbsen, Rosmarin, Lorbeer und Chili dazugeben und bei kleiner Hitze 15 Minuten köcheln lassen.

Tomaten und Spinat zugeben, weitere 15 Minuten köcheln lassen. Lorbeerblatt herausnehmen und Eintopf mit Salz und Pfeffer abschmecken.

CURRY MIT SCHRIMPS

KCAL	FETT	PROTEIN	KOHLENHYDRATE
370	25 g	25 g	20 g

Zutaten

2 TL Avocadoöl
½ Zwiebel, gehackt
1 Knoblauchzehe, gehackt
½ TL Kurkuma
½ TL Ingwer, gerieben
200 g Brokkoli, in Röschen geteilt
1 kleine Süßkartoffel, geschält und gewürfelt
150 g Polpa (Tomatenstücke aus der Dose)
150 g Kokosmilch
½ TL Cayennepfeffer
1 Prise Salz
Pfeffer
1 EL Zitronensaft
200 g Schrimps, geschält und ohne Darm

Zubereitung

Öl in einer Pfanne erwärmen und Zwiebel 5 Minuten bei mittlerer Hitze glasig anschwitzen.

Knoblauch, Kurkuma und Ingwer beigeben und 2 Minuten unter Rühren kochen.

Brokkoli, Süßkartoffeln und Polpa untermischen und 5 Minuten köcheln lassen. Kokosmilch unterrühren und einmal aufkochen lassen.

Hitze reduzieren, Cayennepfeffer, Salz, Pfeffer und Zitronensaft beigeben und bei niedriger Hitze abgedeckt 30 Minuten köcheln lassen.

Schrimps untermischen und für 10 Minuten köcheln lassen. Mit Salz und Pfeffer abschmecken.

WÜRZIGER FISCHEINTOPF

KCAL	FETT	PROTEIN	KOHLENHYDRATE
280	7 g	34 g	15 g

Zutaten

1 EL Kokosöl
1 Zwiebel, gehackt
2 Knoblauchzehen, gehackt
1 Paprika, gewürfelt
1 kleine Stange Sellerie, gewürfelt
1 Chilischote, gehackt
2 Tomaten, gewürfelt
1 Prise Salz
Pfeffer
1 cm Ingwer, gerieben
100 ml Kokosmilch
500 ml selbstgemachte Knochenbrühe
½ TL Kreuzkümmel
1 EL Limettensaft (oder Zitronensaft)
2 EL Koriander, gehackt
200 g weißes Fischfilet (z.B. Heilbutt), in Stücke geschnitten
100 g Garnelen, ohne Kopf und Schale

Zubereitung

Das Öl in einem Topf erhitzen. Zwiebeln, Knoblauch, Paprika- und Selleriewürfel darin bei mittlerer Hitze 5 Minuten andünsten. Tomaten und Chili zugeben und 1 Minute dünsten. Salzen und pfeffern und Ingwer untermischen.

Mit Kokosmilch und Brühe ablöschen, mit Kreuzkümmel würzen und aufkochen lassen. 10 Minuten bei niedriger Hitze kochen.

Limettensaft, Koriander, Fisch und Garnelen in den Topf geben bei kleiner Hitze zugedeckt 5 Minuten lang köcheln lassen.

CHILI CON CARNE

KCAL	FETT	PROTEIN	KOHLENHYDRATE
311	20 g	23 g	11 g

Zutaten

1 EL Olivenöl
½ Zwiebel, gewürfelt
1 Knoblauchzehe, gehackt
200 g Hackfleisch
1 Paprika, gewürfelt
½ EL Paprikapulver
100 g Weiße Bohnen
100 g Kidneybohnen
150 g Polpa (Tomatenstücke aus der Dose)
1 kleine Chilischote, gehackt
100 ml selbstgemachte Knochenbrühe
1 Prise Salz
Pfeffer
1 EL Petersilie, gehackt

Zubereitung

Öl in einem Topf erhitzen und Zwiebel und Knoblauch bei mittlerer Hitze glasig anschwitzen. Fleisch und Paprika beigeben und weiterrösten. Paprikapulver kurz mitbraten, dann Bohnen, Tomatenstücke und Chili beigeben.

Alles mit Brühe aufgießen und für 20 Minuten köcheln lassen.

Mit Salz und Pfeffer abschmecken und mit Petersilie bestreuen.

HAUPTGERICHTE

GEMÜSEPFANNE MIT KARTOFFELN

KCAL	FETT	PROTEIN	KOHLENHYDRATE
305	7 g	12 g	45 g

Zutaten

200 g Kartoffeln
2 TL Olivenöl
1 Zwiebel, gehackt
2 Knoblauchzehen, gehackt
½ kleine Aubergine, gewürfelt
½ Zucchini, gewürfelt
1 Paprika, gewürfelt
150 ml selbstgemachte Knochenbrühe
1 Prise Salz
Pfeffer
1 EL gemischte Kräuter, gehackt

Zubereitung

Kartoffeln mit der Schale bissfest kochen, abkühlen lassen, schälen und in Würfel schneiden.

Öl in einer Pfanne erwärmen und die Zwiebel 5 Minuten bei mittlerer Hitze glasig anschwitzen.

Knoblauch, Aubergine, Zucchini und Paprika beigeben und ein paar Minuten anbraten.

Kartoffeln untermengen und noch einige Minuten anbraten.

Das Gemüse mit Brühe ablöschen, salzen, pfeffern und köcheln, bis das Wasser verdampft ist. Mit den Kräutern bestreuen und servieren.

SHAKSHUKA

KCAL	FETT	PROTEIN	KOHLENHYDRATE
260	14 g	14 g	22 g

Zutaten

2 TL Avocadoöl
½ Zwiebel, gehackt
1 Knoblauchzehe, gehackt
½ Paprika, gewürfelt
500 g Polpa (Tomatenstücke aus der Dose)
1 Chili, gehackt
½ TL Paprikapulver
je 1 Prise Salz und Pfeffer
½ TL Cayennepfeffer
½ TL Honig
4 Eier
Petersilie, gehackt

Zubereitung

Öl in einer Pfanne erwärmen, Zwiebeln 5 Minuten bei mittlerer Hitze anschwitzen. Knoblauch und Paprika beigeben und 5 Minuten anschwitzen.

Alle weiteren Zutaten bis auf die Eier und die Petersilie beigeben und alles 7 Minuten bei niedriger Hitze köcheln lassen.

Eier in die Tomatenmasse schlagen und abgedeckt 15 Minuten köcheln lassen, bis die Eier fest sind.

Mit Petersilie bestreuen und servieren.

SÜẞKARTOFFELTOAST MIT HUMMUS

KCAL	FETT	PROTEIN	KOHLENHYDRATE
400	13 g	12 g	48 g

Zutaten

300 g Süßkartoffeln, geschält und in Scheiben geschnitten
1 Knoblauchzehe,gehackt
200 g Kichererbsen, gut gewaschen und abgetropft
1 EL Olivenöl
1 TL Zitronensaft
½ TL Kreuzkümmel
½ TL Paprikapulver
1 Prise Salz, Pfeffer
1 kleine Knolle Rote Bete, geschält und geraspelt
40 g Babyspinat

Zubereitung

Süßkartoffeln im vorgeheizten Backofen bei 200 °C Ober-/Unterhitze 10 Minuten backen.

Kichererbsen mit Knoblauch, Öl, Zitronensaft, Kreuzkümmel, Paprikapulver und 2 EL Wasser im Mixer cremig pürieren. Mit Salz und Pfeffer abschmecken.

Süßkartoffeln aus dem Backofen nehmen, mit Hummus bestreichen und darauf Rote Bete und Spinat verteilen.

KOHLGEMÜSE MIT LINSEN UND ÄPFELN

KCAL	FETT	PROTEIN	KOHLENHYDRATE
520	28 g	20 g	44 g

Zutaten

2 EL Olivenöl
1 kleine Zwiebel, gehackt
400 g Grünkohl, in Nudelform geschnitten
1 säuerlicher Apfel, gewürfelt
200 g Linsen, gut abgewaschen und abgetropft
300 ml selbstgemachte Knochenbrühe
1 Prise Salz, Pfeffer
50 g Haselnusskerne, gehackt
50 g Rucola

Zubereitung

Öl in einer Pfanne erwärmen und Zwiebeln darin 5 Minuten glasig anschwitzen. Grünkohl untermengen und dünsten, bis er zusammenfällt. Äpfel und Linsen untermischen und 3 Minuten köcheln lassen.

Mit Brühe ablöschen, salzen, pfeffern und 10 Minuten köcheln lassen, bis das Wasser verdampft.

Mit Haselnusskernen und Rucola bestreuen und servieren.

KICHERERBSENLAIBCHEN MIT TOMATENSUGO

KCAL	FETT	PROTEIN	KOHLENHYDRATE
370	13 g	17 g	42 g

Zutaten

100 g Kartoffeln
300 g Kichererbsen, gut abgewaschen und abgetropft
½ Zwiebel, gehackt
1 Knoblauchzehe,gehackt
1 EL Koriander, gehackt
1 Ei
1 EL Kichererbsenmehl
2 EL glutenfreie Brösel
1 Prise Kreuzkümmel
1 Prise Salz, Pfeffer
1 EL Olivenöl
250 ml selbstgemachtes Tomatensugo

Zubereitung

Kartoffeln in einem Topf mit Wasser weichkochen. Schälen und mit einer Gabel oder einem Kartoffelstampfer gemeinsam mit den Kichererbsen zerdrücken.

Die Masse mit Zwiebel, Knoblauch, Ei, Mehl, Brösel, Koriander und Gewürzen mischen. Falls die Masse zu feucht ist, mehr Brösel untermischen.

Aus der Masse Laibchen formen. Öl in einer Pfanne erhitzen und die Laibchen auf beiden Seiten je 4 Minuten goldbraun braten.

Die Laibchen auf einem Stück Küchenpapier abtropfen lassen und mit dem Sugo servieren.

PAELLA

KCAL	FETT	PROTEIN	KOHLENHYDRATE
192	8 g	22 g	8 g

Zutaten

100 g Reis (Paella- oder Risottoreis)
400 ml selbstgemachte Knochenbrühe
1 TL Olivenöl
125 g Meeresfrüchte (z.B. Schrimps)
50 g Erbsen
½ Paprika, gewürfelt
1 EL Zitronensaft
1 Prise Salz, Pfeffer
Optional: Safran

Zubereitung

Reis nach Packungsanleitung mit der Brühe kochen.

Öl in einer Pfanne erwärmen und die Meeresfrüchte glasig anbraten.

Das Gemüse beigeben und kochen, bis es weich ist.

Reis, Zitronensaft, Salz, Pfeffer und Safran beigeben. Alles gut durchmischen und servieren.

SPARGELRISOTTO

KCAL	FETT	PROTEIN	KOHLENHYDRATE
520	15 g	14 g	65 g

Zutaten

1 EL Olivenöl
½ Zwiebel, gehackt
170 g Risottoreis
400 g grüner Spargel, holzige Enden entfernt und in dünne Scheiben geschnitten
2 TL Kapern
600 ml selbstgemachte Knochenbrühe
2 EL Hefeflocken
1 TL Zitronensaft
2 TL Dill, gehackt
1 Prise Salz, Pfeffer

Zubereitung

Öl in einer Pfanne erwärmen und Zwiebel und Reis bei mittlerer Hitze für 5 Minuten glasig anschwitzen. Spargel und Kapern untermischen und mit einem Schöpfer Brühe ablöschen.

Unter Rühren für ca. 20 Minuten nach und nach die Gemüsebrühe zugeben, bis der Reis die Flüssigkeit komplett aufgenommen hat.

Hefeflocken, Zitronensaft und Dill untermischen und mit Salz und Pfeffer abschmecken.

RISOTTO MIT WURZELGEMÜSE

KCAL	FETT	PROTEIN	KOHLENHYDRATE
510	14 g	13 g	65 g

Zutaten

2 EL Olivenöl
½ Zwiebel, klein gewürfelt
1 Knoblauchzehe, gehackt
170 g Risottoreis
250 g Wurzelgemüse deiner Wahl (z.B. Knollensellerie, Rüben, Karotten, Pastinaken), klein gewürfelt
600 ml selbstgemachte Knochenbrühe
2 EL Hefeflocken
1 EL Zitronensaft
2 TL Rosmarin, gehackt
1 Prise Salz, Pfeffer

Zubereitung

Öl in einer Pfanne erwärmen und Zwiebel und Reis bei mittlerer Hitze für 5 Minuten glasig anschwitzen. Knoblauch und Wurzelgemüse untermischen und mit einem Schöpfer Brühe ablöschen.

Unter Rühren für ca. 20 Minuten nach und nach die Gemüsebrühe zugeben, bis der Reis die Flüssigkeit komplett aufgenommen hat.

Hefeflocken, Zitronensaft und Rosmarin untermischen und mit Salz und Pfeffer abschmecken.

LINSENAUFLAUF MIT SÜẞKARTOFFELHAUBE

KCAL	FETT	PROTEIN	KOHLENHYDRATE
221	5 g	8 g	36 g

Zutaten

Auflauf:
Öl für die Form
1 TL Olivenöl
1 kleine Zwiebel, gehackt
1 Karotte, gewürfelt
1 kleine Selleriestange, gewürfelt
100 g Champignons, gehackt
1 Knoblauchzehe, gehackt
80 g Kohl, gehackt
100 g Linsen aus der Dose, gut abwaschen und abtropfen lassen
1 EL gemischte Kräuter, gehackt (z.B. Thymian, Petersilie, Majoran)
1 Prise Salz
Pfeffer

Kartoffelhaube:
1 Süßkartoffel, geschält
1 TL Kokosöl
2 EL selbstgemachter Kokosjoghurt
1 Prise Salz
Pfeffer

Zubereitung

Ofen auf 180°C Ober-/Unterhitze vorheizen. Eine Auflaufform mit etwas Öl einpinseln. Süßkartoffel in einem Topf mit Wasser kochen, bis sie weich ist.

Währenddessen Öl in einer Pfanne erwärmen und Zwiebel, Karotten und Sellerie 5 Minuten anschwitzen. Champignons und Knoblauch beimengen und 2 Minuten anbraten. Die restlichen Zutaten für den Auflauf untermengen und kochen, bis der Kohl zusammenfällt.

Das Linsengemisch in die Auflaufform geben.

Die Süßkartoffel in eine Schüssel geben und mit einer Gabel zerdrücken. Kokosöl, Kokosjoghurt, Salz und Pfeffer beimengen und gut durchmischen.

Das Kartoffelgemisch über den Auflauf geben und alles 20 Minuten backen lassen. Kurz abkühlen lassen und servieren.

GEBACKENE SCHRIMPS MIT ARTISCHOCKEN

KCAL	FETT	PROTEIN	KOHLENHYDRATE
230	9 g	28 g	11 g

Zutaten

Marinade:
1 EL Olivenöl
2 Knoblauchzehen, gehackt
2 TL Hefeflocken
1 TL Zitronensaft

225 g Schrimps, geschält und ohne Darm
225 g gefrorene Artischocken oder Artischocken aus dem Glas

Zubereitung

Ofen auf 200°C Ober-/Unterhitze vorheizen. Ein Backblech mit Alufolie auslegen.

Die Zutaten für die Marinade vermengen und Schrimps und Artischocken untermischen.

Schrimps und Artischocken auf das Backblech legen und für 10 bis 15 Minuten backen.

KABELJAU MIT QUINOA UND GEMÜSE

KCAL	FETT	PROTEIN	KOHLENHYDRATE
420	12 g	40 g	40 g

Zutaten

75 g Quinoa
1 EL Avocadoöl
1 kleine Zwiebel, gehackt
½ Fenchel, dünn geschnitten
1 Zucchini, gewürfelt
3 kleine Tomaten, gewürfelt
2 Kabeljaufilets
1 Prise Salz
Pfeffer

Zubereitung

Quinoa nach Packungsangabe kochen.

Währenddessen Öl in einer Pfanne erwärmen und die Zwiebel 5 Minuten bei mittlerer Hitze anschwitzen. Fenchel, Zucchini und Tomaten beigeben und für 7 Minuten anbraten. Gemüse beiseitestellen und warmhalten.

In derselben Pfanne 250 ml Wasser fast zum Kochen bringen. Hitze reduzieren, Fisch hineinlegen, abdecken und bei niedriger Hitze 10 Minuten kochen lassen.

Alles mit Salz und Pfeffer abschmecken und Fisch mit Quinoa und Gemüse servieren.

TORTILLAS MIT LACHS

KCAL	FETT	PROTEIN	KOHLENHYDRATE
316	15 g	21 g	22 g

Zutaten

Füllung:
170 g Bio-Räucherlachs, in kleine Stücke geschnitten
½ reife Avocado, gewürfelt und leicht zerquetscht
½ Mango, gewürfelt
½ Zwiebel, gehackt
1 EL Kokosmilch
1 Prise Salz, Pfeffer
2 große, glutenfreie oder selbstgemachte Tortillas.
1 EL Petersilie, gehackt

Zubereitung

Mische alle Zutaten für die Füllung miteinander und lass alles für 10 Minuten im Kühlschrank ruhen.

Verteile die Mischung auf die Tortillas, bestreue sie mit Petersilie und rolle sie ein.

TORTILLAS MIT HUHN

KCAL	FETT	PROTEIN	KOHLENHYDRATE
260	10 g	23 g	20 g

Zutaten

125 g gekochte Hühnerbrust, gewürfelt
30 g Weintrauben, geviertelt
1 Selleriestange, fein geschnitten
1 Frühlingszwiebel, in Ringe geschnitten
½ Avocado, gewürfelt
1 Prise Salz, Pfeffer
1 EL Schnittlauch, gehackt
1 EL Kokosjoghurt
2 große glutenfreie oder selbstgemachte Tortillas

Zubereitung

Alle Zutaten für die Füllung miteinander vermischen und auf die Tortillas verteilen. Für Stufen 2 und 3 kannst du große Salatblätter statt der Tortillas verwenden.

GNOCCHI MIT ERBSEN UND SPECK

KCAL	FETT	PROTEIN	KOHLENHYDRATE
350	14 g	9 g	47 g

Zutaten

Gnocchi:
250 g gekochte Kartoffeln, zerstampft (du kannst auch Süßkartoffeln verwenden)
30 g Maniokmehl
90 g Tapiokastärke

2 TL Avocadoöl
½ Zwiebel, gehackt
4 EL Speckwürfel
1 Knoblauchzehe, gehackt
300 ml selbstgemachtes Tomatensugo
75 g Erbsen
1 EL Petersilie, gehackt
1 Prise Salz, Pfeffer

Zubereitung

Gib die zerstampften Kartoffeln in eine Schüssel. Mehl und Stärke beigeben und gut durchmischen und kneten. Es sollte ein klebender Ball entstehen. Forme 4 Kugeln aus dem Teigball und leg sie auf eine Fläche mit Mehl.

Rolle die Teigbälle zu Schlangen aus und schneide 1,5 cm lange Stücke davon ab.

Erwärme das Öl in einer Pfanne und brate Speck und Zwiebeln bei mittlerer Hitze 5 Minuten an. Gib Knoblauch bei und brate alles 1 Minute lang weiter.

Mische Tomatensugo, Erbsen, Petersilie, Salz und Pfeffer unter und lasse alles für 10 Minuten bei niedriger Hitze köcheln.

Erhitze währenddessen einen Topf mit gesalzenem Wasser und koche die Teigstücke darin so lange, bis sie an der Oberfläche schwimmen. Lasse sie anschließend abtropfen.

Teile die Gnocchi auf Teller auf und verteile abschließend die Sauce darauf.

GEMÜSEREIS MIT HACKFLEISCH

KCAL	FETT	PROTEIN	KOHLENHYDRATE
420	28 g	20 g	22 g

Zutaten

2 TL Olivenöl
1 kleine Zwiebel, gehackt
1 Knoblauchzehe, gehackt
150 g Hackfleisch
1 Karotte, gewürfelt
1 Selleriestange, gewürfelt
50 g Erbsen
100 g gekochter Reis (= 40 g ungekochter Reis)
2 Eier, verquirlt
1 Prise Salz, Pfeffer

Zubereitung

Öl in einer Pfanne erwärmen, Zwiebel und Knoblauch bei mittlerer Hitze 3 Minuten anschwitzen.

Hackfleisch beigeben und für 4 Minuten anbräunen.

Das Gemüse untermischen und für weitere 4 Minuten kochen.

Reis dazugeben und in der Mitte der Pfanne Platz für die Eier machen. Eier hineingießen und mit den anderen Zutaten vermischen.

So lange kochen bis die Eier durch sind und das Gemüse weich ist. Mit Salz und Pfeffer abschmecken.

KOHLROULADEN

KCAL	FETT	PROTEIN	KOHLENHYDRATE
490	22 g	38 g	40 g

Zutaten

Sauce:
150 ml selbstgemachtes Tomatensugo
250 ml selbstgemachte Knochenbrühe
½ TL getrockneter Oregano
½ TL Paprikapulver
Füllung:
150 g gekochter Reis (= 60 g ungekochter Reis)
300 g Hackfleisch
1 Prise Salz, Pfeffer
Einige Kohlblätter
Auflaufform

Zubereitung

Ofen auf 170°C Ober-/Unterhitze vorheizen.

Kohlblätter in einem Topf kochen, bis sie weich sind, abtropfen.

Zutaten für die Sauce in einem Topf zum Kochen bringen. Bei niedriger Hitze 10 Minuten köcheln lassen.

Reis mit Hackfleisch mischen, salzen, pfeffern.

Das Reis-Fleisch-Gemisch mit einem Löffel auf die Kohlblätter verteilen, die Blätter einrollen. Die Kohlpäckchen in die Auflaufform setzen.

Sauce auf den Kohlpäckchen verteilen und für 30 Minuten im Ofen backen.

DESSERTS

KICHERERBSEN-BROWNIES

KCAL	FETT	PROTEIN	KOHLENHYDRATE
129	4 g	2 g	16 g

Zutaten

Für eine 20 x 20 cm große Form:
Öl für die Form
250 g Kichererbsen, gut abgewaschen und abgetropft
120 ml Mandelmilch
80 g selbstgemachte Mandelcreme
1 Ei
90 g gemahlene Mandeln
100 g Kokoszucker
40 g Kakaopulver
1 TL Backpulver
¼ TL Natron
1 Prise Salz
2 EL Mandeln, gehackt

Zubereitung

Den Ofen auf 180 Grad Ober-/Unterhitze vorheizen. Die Form mit Öl einpinseln oder mit Backpapier auslegen.

Die Kichererbsen mit der Mandelmilch und der Mandelcreme mit dem Pürierstab mixen, bis eine glatte Masse entsteht. Das Ei unterrühren.

Gemahlene Mandeln, Zucker, Kakao, Backpulver und Natron mit einer Prise Salz in einer Rührschüssel vermengen. Die Kichererbsen-Mischung dazu geben und alles zu einem glatten Teig verrühren.

Den Teig in die Form geben und mit gehackten Mandeln bestreuen. Im Ofen 40 Minuten backen. Die Brownies vollständig abkühlen lassen und in rechteckige Stücke schneiden.

Nährwerte - für 1 Brownie

SCHOKOMANDELKEKSE

KCAL	FETT	PROTEIN	KOHLENHYDRATE
50	4 g	1 g	3 g

Zutaten

Für 50 Stück:
250 g gestiftelte Mandelkerne
½ TL Vanilleextrakt
250 g vegane Zartbitterkuvertüre
10 g Kokosfett

Zubereitung

Mandeln in einer Pfanne ohne Fett anrösten, abkühlen lassen und mit dem Vanilleextrakt vermengen.

Kuvertüre zerkleinern und mit dem Kokosfett in einer Schüssel über einem heißen Wasserbad schmelzen. Mandeln unterrühren.

Mit einem Teelöffel kleine Mengen herausnehmen, in Häufchen auf ein Blech mit Backpapier setzen und erkalten lassen.

Nährwerte - für 1 Keks

WAFFELN

KCAL	FETT	PROTEIN	KOHLENHYDRATE
557	45 g	8 g	30 g

Zutaten

Öl für das Waffeleisein (Wenn du kein Waffeleisen hast, kannst du den Teig als Basis für Pfannkuchen nehmen)
120 g Maniokmehl
120 g Kichererbsenmehl
2 Eier
1 TL Vanilleextrakt
2 TL Ahornsirup
500 ml Kokosmilch

Zubereitung

Alle Zutaten bis auf die Kokosmilch miteinander vermischen. 125 ml Kokosmilch unterrühren und den Teig ein paar Minuten mixen.

Unter Rühren die Kokosmilch langsam in den Teig mischen. Der Teig sollte glatt und noch leicht flüssig sein.

Waffeleisen mit Öl einpinseln und Waffeleisen vorheizen.

Den Teig auf das Waffeleisen verteilen und die Waffeln 5 Minuten backen lassen, bis sie goldbraun sind.

Du kannst die Waffeln mit Beeren, mehr Ahornsirup oder Apfelmus servieren.

ZITRONEN-HEIDELBEER-TÖRTCHEN

KCAL	FETT	PROTEIN	KOHLENHYDRATE
686	54 g	17 g	32 g

Zutaten

Für 6 Törtchen:
6 kleine Tortenformen
240 g gemahlene Mandeln
100 g glutenfreie Haferflocken oder Buchweizenflocken
200 g Kokosbutter
4 Eier
100 g Kokoszucker
1 Prise Salz
4 Bio-Zitronen
150 g Heidelbeeren

Zubereitung

Ofen auf 200°C Ober-/Unterhitze vorheizen.

Gemahlene Mandeln in einer Schüssel mit Haferflocken, 125 g Butter, 1 Ei, 20 g Zucker und Salz vermischen. Auf die Förmchen verteilen und Teig andrücken. 15 Minuten goldbraun backen.

Währenddessen für die Creme die Zitronen heiß abwaschen, trocken tupfen und die Schale der Zitronen abreiben. Den Saft aller Früchte auspressen.

Übrige Butter über einem heißen Wasserbad mit Zitronenschale und restlichem Zitronensaft vermischen und so lange weiterrühren, bis die Butter geschmolzen ist.

Restliche Eier verquirlen, nach und nach zugeben, unterrühren und im heißen Wasserbad weiterrühren, bis die Masse cremig wird.

Törtchen aus dem Ofen holen, die Creme auf die Teigböden füllen und mit Heidelbeeren garnieren.

QUINOAKUCHEN MIT KIRSCHEN

KCAL	FETT	PROTEIN	KOHLENHYDRATE
320	20 g	8 g	28 g

Zutaten

Für 6 Stücke:
Öl für die Kuchenform
60 g Quinoa
2 Eier
½ EL Zitronensaft
60 ml Kokosöl
2 EL Ahornsirup
75 g gemahlene Mandeln
75 g Buchweizenmehl
500 g Kirschen, entsteint

Zubereitung

Ofen auf 200°C Ober-/Unterhitze vorheizen. Eine Kuchenform mit Öl einpinseln.

Quinoa in einer Pfanne anrösten, bis er gepufft ist. Herausnehmen und auskühlen lassen.

Eier trennen. Eiweiß mit Zitronensaft steif schlagen. Eigelb mit Öl und Sirup verrühren. Mandeln, Quinoa und Buchweizenmehl untermengen. Dann den Eischnee unterheben.

Teig in die Form gießen, Kirschen darauf verteilen und 35 Minuten backen. Kurz abkühlen lassen und in Stücke schneiden.

STUFE 2: VERZICHT AUF GLUTEN, MILCHPRODUKTE, SOJA, ZUCKER, ALKOHOL, KOFFEIN, GETREIDE, HÜLSENFRÜCHTE, SCHARFE SCHOTEN, JODHALTIGE LEBENSMITTEL

GRUNDREZEPTE

MANDELCREME

KCAL	FETT	PROTEIN	KOHLENHYDRATE
110	9 g	3 g	5 g

Zutaten

Für 5 Portionen:
2 EL Mandelkerne, gehackt
2 EL gemahlene Mandeln
1 EL Kokoszucker
1 TL Zimt
3 TL Kokosöl

Zubereitung

Mandelkerne zusammen mit den gemahlenen Mandeln in eine heiße Pfanne geben. Zucker zugeben und alles unter Rühren bei mittlerer Hitze für 3 bis 5 Minuten anrösten.

Zimt zugeben und noch 1 Minute weiterrösten.

Zusammen mit dem Öl in einen Mixer geben und zu einer Creme mischen.

Etwas abkühlen lassen und in ein Glas abfüllen. Im Kühlschrank aufbewahren.

NUSS-SAMEN-MÜSLI

KCAL	FETT	PROTEIN	KOHLENHYDRATE
225	13 g	5 g	22 g

Zutaten

Für 6 Portionen:
70 g ungesalzene Cashewkerne
70 g ungesalzene Mandeln
40 g ungesüßte Kokosflocken
40 g ungesalzene Kürbiskerne
40 g ungesalzene Sonnenblumenkerne
1 EL Kokosöl
1 EL Honig
70 g getrocknete Cranberrys
1 Prise jodfreies Salz

Zubereitung

Heize den Ofen auf 150°C Ober-/Unterhitze vor. Lege ein Backblech mit Backpapier aus.

Gib Cashews, Mandeln, Kokosflocken, Kürbiskerne und Sonnenblumenkerne in einen Mixer und zerkleinere die Kerne.

Erwärme das Öl in einer Pfanne und lass den Honig darin schmelzen. Gib das Nuss-Samen-Gemisch dazu, damit alles mit Öl bedeckt ist. Drehe die Herdplatte herunter.

Verteile das Gemisch auf dem Blech und backe es für 20 Minuten, bis alles goldbraun ist. Zwischendurch umrühren.

Hole das Gemisch aus dem Ofen und mische die Cranberrys und eine kleine Prise Salz unter.

Lass das Müsli abkühlen, brich es auseinander und lagere es in einem luftdichten Behälter.

MAYONNAISE

KCAL	FETT	PROTEIN	KOHLENHYDRATE
103	11 g	1 g	0 g

Zutaten

Für 10 Portionen:
1 TL Zitronensaft
1 Ei, Zimmertemperatur
1 Prise jodfreies Salz
120 ml Öl (Olive, Avocado oder gemischt)

Zubereitung

Zitronensaft, Ei und Salz in einem Mixer vermischen.

Gib nach und nach das Öl dazu, bis alles gut vermischt ist und die Konsistenz von Mayonnaise bekommt.

FRISCHKÄSE AUS CASHEWKERNEN

KCAL	FETT	PROTEIN	KOHLENHYDRATE
194	14 g	6 g	11 g

Zutaten

Für 4 Portionen:
130 g Cashewkerne
350 ml Wasser
1 EL Zitronensaft
1 EL Balsamicoessig

Zubereitung

Lass die Cashewkerne über Nacht in Wasser quellen.

Tropfe die Cashewkerne am nächsten Tag ab.

Gib die weichen Cashewkerne, Zitronensaft und Essig in einen Mixer und vermische alles, bis die Masse die Konsistenz von Frischkäse bekommt.

Du kannst den Cashewkäse für einige Tage im Kühlschrank aufbewahren.

AUBERGINEN-AUFSTRICH

KCAL	FETT	PROTEIN	KOHLENHYDRATE
38	3 g	1 g	2 g

Zutaten

Für 8 Portionen:
2 Auberginen, in Scheiben geschnitten
4 Knoblauchzehen, gehackt
3 EL Basilikum, gehackt
2 EL Zitronensaft
2 EL Olivenöl
1 Prise jodfreies Salz
Pfeffer

Zubereitung

Ofen auf 200°C Ober-/Unterhitze vorheizen. Auberginen auf ein mit Backpapier belegtes Blech geben und 10 Minuten backen, bis sie weich sind. Abkühlen lassen.

Auberginen mit Zitronensaft, Öl, Knoblauch, Salz, Pfeffer und der Hälfte des Basilikums in einem Mixer pürieren und mit Salz und Pfeffer abschmecken.

Aufstrich mit dem restlichen Basilikum bestreuen. Der Aufstrich hält in einem luftdichten Behälter bis zu 1 Woche.

KÜRBISPÜREE

KCAL	FETT	PROTEIN	KOHLENHYDRATE
380	25 g	8 g	22 g

Zutaten

800 g Kürbis (z. B. Butternuss), in grobe Stücke geschnitten, entkernt
1 Prise jodfreies Salz
Pfeffer
4 EL Olivenöl
20 g Kürbiskerne
2 EL Petersilie, gehackt
2 Knoblauchzehe, gehackt
125 ml ungesüßte Mandelmilch
Muskat

Zubereitung

Ofen auf 200°C Ober-/Unterhitze vorheizen. Backblech mit einem Backpapier auslegen. Die Kürbisstücke salzen, pfeffern und mit 2 EL Öl bepinseln. Für 45 Minuten backen, bis das Fleisch weich ist.

Kürbiskerne in einer Pfanne ohne Fett rösten. Nach dem Abkühlen zerhacken und mit 2 EL Olivenöl, Salz, Pfeffer, Knoblauch und Petersilie vermischen.

Milch mit Muskat, Salz und Pfeffer aufkochen lassen.

Kürbis aus dem Ofen holen, kurz abkühlen lassen. Den Kürbis mit der Schale in einen Mixer oder Küchenmaschine geben und pürieren. Falls die Schale nicht weich genug ist, einfach das Kürbisfleisch herauskratzen. Milch nach und nach beigeben und mixen, bis ein cremiges Püree entsteht.

Das Kürbiskern-Öl-Gemisch unter das Püree rühren. In einem Topf noch einmal kurz warm machen, falls das Püree zu sehr ausgekühlt ist.

PIZZASAUCE

KCAL	FETT	PROTEIN	KOHLENHYDRATE
219	3 g	14 g	34 g

Zutaten

170 g Tomatenmark
250 ml selbstgemachte Knochenbrühe
1 TL getrockneter Kräutermix (Oregano, Basilikum, Petersilie, Rosmarin etc.)
½ TL Zwiebelpulver
½ TL Knoblauchpulver
1 Prise jodfreies Salz, Pfeffer

Zubereitung

Vermische alle Zutaten in einem Topf und lass sie für 10 Minuten bei mittlerer Hitze köcheln, bis die gewünschte Konsistenz erreicht ist. Du kannst die Sauce ein paar Tage im Kühlschrank aufbewahren.

TOMATENSUGO

KCAL	FETT	PROTEIN	KOHLENHYDRATE
96	4 g	2 g	13 g

Zutaten

½ EL Avocadoöl
1 kleine Zwiebel, gehackt
1 kleine Selleriestange, gehackt
1 kleine Karotte, gehackt
1 Knoblauchzehe, gehackt
400 g gehackte Tomaten
½ TL getrockneter Oregano
1 EL frisches Basilikum, gehackt
1 Prise jodfreies Salz
Pfeffer

Zubereitung

Erwärme das Öl bei mittlerer Hitze und schwitze Zwiebel, Sellerie und Karotten an, bis sie weich sind.

Gib Tomaten, Kräuter, Salz und Pfeffer bei und lass alles 20 Minuten köcheln.

Die Sauce hält ein paar Tage im Kühlschrank und du kannst sie zu allen Pastavarianten servieren.

ZUCCHINIBROT

KCAL	FETT	PROTEIN	KOHLENHYDRATE
235	7 g	6 g	37 g

Zutaten

Für 8 Portionen:
Öl für die Form
1 mittelgroße Zucchini, geraspelt
4 Eier
4 EL Kokosfett
125 ml Kokosmilch
60 g Kokosmehl
60 g Maniokmehl
½ TL Natron
½ TL Backpulver
1 Prise jodfreies Salz
½ TL Zimt

Zubereitung

Ofen auf 200°C Ober-/Unterhitze vorheizen. Eine Kastenform mit Öl einpinseln.

Mische alles mit einem Mixer zusammen und gieße den Teig in die Auflaufform. Backe das Brot für 50 Minuten goldbraun, es sollte innen nicht mehr flüssig, sondern fest sein (das lässt sich mit einem Zahnstocher testen).

Auskühlen lassen und Scheiben vom Brot schneiden.

NUSS-SAMEN-BROT

KCAL	FETT	PROTEIN	KOHLENHYDRATE
145	12 g	5 g	3 g

Zutaten

Für 15 Scheiben:
80 g Haselnusskerne, gehackt
35 g Walnusskerne, gehackt
70 g Mandelmehl
70 g geschrotete Leinsamen
50 g Sonnenblumenkerne
50 g Hanfsamen
4 EL Flohsamenschalen
2 EL Chiasamen
1 TL jodfreies Salz
2 EL Olivenöl
1 EL Ahornsirup

Zubereitung

Ofen auf 200°C Ober-/Unterhitze vorheizen.

Alle trockenen Zutaten in einer Schüssel vermischen. Öl und Ahornsirup mit 300 ml warmem Wasser verrühren und ebenfalls in die Schüssel geben. Alles gut vermischen und 3 Stunden quellen lassen.

Den Teig in eine kleine, mit Backpapier ausgelegte Backform füllen.

Mit etwas Wasser bestreichen und 30 Minuten backen.

Vorsichtig aus der Form lösen und auf einem Backblech weitere 20 Minuten bei 180 °C fertig backen. Auf einem Gitter abkühlen lassen.

Nährwerte - für 1 Scheibe

FRÜHSTÜCK

GRÜNER SMOOTHIE MIT MEHR KALORIEN

KCAL	FETT	PROTEIN	KOHLENHYDRATE
450	45 g	25 g	40 g

Zutaten

250 ml Kokosmilch
50 g Proteinpulver
1 Avocado, geschält
1 Banane, geschält
250 g gekochte Süßkartoffel
1 TL Vanilleextrakt
2 Eidotter

Zubereitung

Alle Zutaten im Smoothiemixer cremig rühren. Tipp: Wenn du dir wegen dem rohen Dotter unsicher bist (wegen Salmonellen), kannst du den Dotter kurz erhitzen.

CHIAPUDDING

KCAL	FETT	PROTEIN	KOHLENHYDRATE
120	6 g	4 g	9 g

Zutaten

4 EL Chiasamen
250 ml Mandelmilch
1 Banane, in Scheiben geschnitten
½ TL Zimt

Zubereitung

Chiasamen mit einem Schneebesen mit der Mandelmilch verrühren.

Im Kühlschrank am besten über Nacht quellen lassen.

Am nächsten Tag mit Bananen belegen und mit Zimt bestreuen.

Chiapudding ist sehr vielseitig: Kombiniere den Pudding mit anderen Obstsorten, Nüssen, Samen, Ahornsirup oder vermische ihn für mehr Protein mit 25 g Proteinpulver.

APFEL-KAROTTEN-MUFFINS

KCAL	FETT	PROTEIN	KOHLENHYDRATE
570	40 g	13 g	50 g

Zutaten

Für 6 Muffins:
Muffinförmchen
60 g Kokosnussmehl
½ TL Natron
1 Prise jodfreies Salz
1 EL Zimt
60 g Kokosflocken
2 Karotten
1 Apfel, entkernt
4 Eier
½ TL Vanilleextrakt
55 g Kokosfett, flüssig
60 g Rosinen

Zubereitung

Heize den Ofen auf 175°C Ober-/Unterhitze vor.

Vermische Mehl, Natron, Salz, Zimt und Kokosflocken in einer Schüssel.

Rasple Karotten und Apfel in eine zweite Schüssel, gib Eier und Vanille bei und vermische alles gut. Menge das Kokosfett unter.

Gib die trockenen Zutaten zu den flüssigen, mische die Rosinen unter und vermische alles.

Teile den Teig auf die Muffinförmchen auf und backe sie für 25 Minuten oder bis sie leicht braun werden. Lass sie kurz abkühlen und serviere die Muffins warm. Du kannst die Muffins einige Tage im Kühlschrank oder länger im Tiefkühler aufbewahren.

Nährwerte - für 2 Muffins

BANANEN-MUFFINS

KCAL	FETT	PROTEIN	KOHLENHYDRATE
212	12 g	7 g	20 g

Zutaten

Für 6 Muffins:
Muffinförmchen
100 g Mandelmehl
1 TL Backpulver
½ TL Natron
½ TL Zimt
1 Prise jodfreies Salz
60 g selbstgemachtes Apfelmus
1 Ei
¼ TL Vanilleextrakt
2 kleine, reife Bananen, geschält und zerdrückt
2 EL Walnüsse, gehackt

Zubereitung

Ofen auf 175°C Ober-/Unterhitze vorheizen.

Mehl, Backpulver, Natron, Zimt und Salz in einer Schüssel vermischen.

In einer zweiten Schüssel mit dem Handmixer oder der Küchenmaschine Apfelmus, Ei, Vanille und Bananen kurz mischen. Die Zutaten der ersten Schüssel und die Walnüsse dazu geben und alles vermischen.

Den Teig auf die Muffinförmchen verteilen und für 45 Minuten im Ofen backen, bis sie leicht braun sind. Du kannst sie warm essen und im Kühlschrank bis zu eine Woche aufbewahren.

Nährwerte - für 2 Muffins

RÜHREI MIT SPINAT UND ZUCCHINI

KCAL	FETT	PROTEIN	KOHLENHYDRATE
270	20 g	18 g	9 g

Zutaten

1 EL Avocadoöl
1 Zucchini, klein geschnitten
60 g frischer Spinat
4 Eier, verquirlt
1 Prise jodfreies Salz
Pfeffer

Zubereitung

Das Öl in einer Pfanne bei mittlerer Hitze erwärmen. Zucchini und Spinat 3 Minuten anschwitzen.

Die Eier in die Pfanne gießen und das Gemisch mit Salz und Pfeffer würzen. Für 2 Minuten immer wieder umrühren, damit die Eier nicht am Pfannenboden kleben bleiben. Das Rührei warm servieren, bei größeren Mengen kannst du es einige Tage im Kühlschrank aufbewahren.

GEMÜSEOMELETTE

KCAL	FETT	PROTEIN	KOHLENHYDRATE
200	13 g	9 g	7 g

Zutaten

1 EL Olivenöl
1 Zwiebel, gehackt
1 Knoblauchzehe, gehackt
1 Paprika, gewürfelt
1 Tomate, gewürfelt
½ TL getrockneter Thymian
2 Eier
50 ml ungesüßte Mandelmilch
1 Prise jodfreies Salz
Pfeffer
2 EL Petersilie, gehackt

Zubereitung

Öl in einer Pfanne erwärmen und die Zwiebeln bei mittlerer Hitze 5 Minuten anschwitzen. Paprika und Knoblauch beigeben und 3 Minuten dünsten. Tomate und Thymian untermischen und 3 Minuten weiterdünsten.

Eier mit Mandelmilch, Salz und Pfeffer vermischen und über das Gemüse gießen. 5 bis 10 Minuten kochen lassen, bis die Eier stocken. Einmal wenden.

Omelette halbieren und auf Teller aufteilen, einklappen und mit Petersilie bestreuen.

MUFFINS MIT PILZEN UND SPECK

KCAL	FETT	PROTEIN	KOHLENHYDRATE
200	15 g	16 g	2 g

Zutaten

Für 6 Muffins:
Muffinförmchen
60 g Speck, gewürfelt
100 g Pilze, gehackt
1 Frühlingszwiebel, gehackt
½ TL getrockneter Thymian
3 Eier, verquirlt
1 Prise jodfreies Salz
Pfeffer

Zubereitung

Heize den Ofen auf 175°C Ober-/Unterhitze vor.

Brate den Speck für ein paar Minuten bei mittlerer Hitze an, mische Pilze, Zwiebel und Thymian unter und schwitze alles für 7 Minuten an.

Vermenge die Speckmischung mit Eiern, Salz und Pfeffer und gieße die Masse in die Muffinförmchen.

Backe sie für 15 Minuten, bis die Eier nicht mehr flüssig sind.

Genieße die Muffins warm oder kalt, bewahre sie dazu bis zu 5 Tage im Kühlschrank auf.

BEILAGEN UND SNACKS

DATTEL-MANDEL-RIEGEL

KCAL	FETT	PROTEIN	KOHLENHYDRATE
272	16 g	9 g	23 g

Zutaten

Für 8 Riegel:
Öl für die Form
120 g Mandelbutter
30 g ungesalzene Mandeln, gehackt
30 g ungesalzene Sonnenblumenkerne
30 g ungesüßte Kokosflocken
4 Eier, verquirlt
8 Datteln, gehackt
1 Prise jodfreies Salz

Zubereitung

Heize den Ofen auf 175°C Ober-/Unterhitze vor. Pinsle eine flache Auflaufform mit Öl ein.

Gib alle Zutaten in einen Mixer, bis das Gemisch klebrig ist.

Streiche das Gemisch auf die Auflaufform und backe es für 15 Minuten bis es goldbraun und in der Mitte nicht mehr flüssig ist.

Lass alles abkühlen und schneide die Masse in Rechtecke. Die Riegel halten einige Tage im Kühlschrank und länger im Tiefkühler.

RADIESCHEN-GURKEN-SALAT

KCAL	FETT	PROTEIN	KOHLENHYDRATE
46	5 g	1 g	2 g

Zutaten

100 g Radieschen, in dünne Scheiben geschnitten
50 g Gurke, in dünne Scheiben geschnitten
1 TL Dill, gehackt
2 TL Olivenöl
1 TL Zitronensaft
1 Prise jodfreies Salz

Zubereitung

Alle Zutaten in einer Schüssel miteinander vermengen. Lass den Salat vor dem Servieren für 15 Minuten ruhen.

TOMATENSALAT

KCAL	FETT	PROTEIN	KOHLENHYDRATE
90	5 g	1 g	6 g

Zutaten

300 g Tomaten, gewürfelt
½ Paprika, gewürfelt
2 Frühlingszwiebel, in Ringe geschnitten
1 EL Petersilie, gehackt
2 TL Balsamicoessig
1 EL Olivenöl
1 Prise jodfreies Salz
Pfeffer

Zubereitung

Alle Zutaten vermischen und 10 Minuten ziehen lassen. Mit Salz und Pfeffer abschmecken.

TOMATEN-ROTE-BETE-SALAT

KCAL	FETT	PROTEIN	KOHLENHYDRATE
81	5 g	1 g	8 g

Zutaten

2 TL Olivenöl
1 kleine Knolle Rote Bete
1 große Tomate, gewürfelt
1 EL Basilikum gehackt
1 Knoblauchzehe, gehackt
1 EL Balsamicoessig
1 Prise jodfreies Salz
Pfeffer

Zubereitung

Heize den Ofen auf 200 °C Ober-/Unterhitze vor.

Reibe die Rote Bete mit einem Teelöffel Olivenöl ein und lass sie im Ofen für 45 Minuten backen, bis sie weich ist. Nimm Sie aus den Ofen, lass sie abkühlen und schneide sie dann in Würfel.

Alle Zutaten in einer Schüssel vermischen und kurz ruhen lassen.

FENCHELSALAT

KCAL	FETT	PROTEIN	KOHLENHYDRATE
50	4 g	1 g	3 g

Zutaten

90 g Fenchel, dünn geschnitten
30 ml Balsamicoessig
½ EL Olivenöl
1 Prise jodfreies Salz

Zubereitung

Vermische alle Zutaten in einer Schüssel miteinander. Lass den Salat für eine halbe Stunde marinieren, bevor du ihn servierst.

ASIATISCHER ZODDLE-SALAT

KCAL	FETT	PROTEIN	KOHLENHYDRATE
75	4 g	2 g	10 g

Zutaten

Marinade:
½ EL Olivenöl
1 TL Zitronensaft
½ TL Ingwer, gerieben
1 Prise Zucker
Salat:
300 g Zucchini, zu Zoodles spiralisiert
50 g Karotte, zu Zoodles spiralisiert
25 g Frühlingszwiebel, in Ringe geschnitten
1 EL Koriander, gehackt
1 TL Basilikum, gehackt
1 TL Minze, gehackt

Zubereitung

Alle Zutaten für die Marinade vermischen.

Die Zutaten für den Salat in einer Schüssel miteinander mischen.

Das Dressing über den Salat geben, gut durchmischen und 20 Minuten ruhen lassen.

KALTE MELONENSUPPE

KCAL	FETT	PROTEIN	KOHLENHYDRATE
37	1 g	2 g	6 g

Zutaten

2 Tomaten, gewürfelt
½ Gurke, gewürfelt
¼ Wassermelone, gewürfelt und Kerne entfernt
1 kleine Zwiebel, gehackt
1 Knoblauchzehe, gehackt
2 EL Basilikum, gehackt
1 Prise jodfreies Salz, Pfeffer

Zubereitung

Alle Zutaten im Mixer oder in einer Schüssel mit dem Pürierstab pürieren. Abschmecken und vor dem Servieren 30 Minuten in den Kühlschrank stellen.

GEBACKENE ZUCCHINI

KCAL	FETT	PROTEIN	KOHLENHYDRATE
220	20 g	8 g	7 g

Zutaten

2 Zucchini
½ TL jodfreies Salz
2 Eier, verquirlt
½ TL Thymian
1 EL Avocadoöl

Zubereitung

Zucchini der Länge nach halbieren und salzen. 10 Minuten liegen lassen, dann das Wasser auf der Küchenrolle abtropfen lassen.

Kerngehäuse von den Zucchini entfernen und in fingerdicke Streifen schneiden. In eine Schüssel geben und mit Eiern und Thymian vermischen.

Öl in einer Pfanne erwärmen und die Zucchinistreifen auf allen Seiten anbraten, bis sie goldbraun und innen weich sind. Die Streifen salzen und servieren

GEFÜLLTE AVOCADOS

KCAL	FETT	PROTEIN	KOHLENHYDRATE
247	15 g	17 g	11 g

Zutaten

1 Avocado, in Hälften geschnitten
50 g Hackfleisch, gebraten
½ Zwiebel, gewürfelt
½ Paprika, klein gewürfelt
1 EL Zitronensaft
1 EL Koriander, gehackt
1 TL Honig
1 Prise jodfreies Salz
Pfeffer

Zubereitung

Vermische alle Zutaten bis auf die Avocado in einer Schüssel.

Die Masse auf die Avocadohälften verteilen und servieren.

GEFÜLLTE EIER

KCAL	FETT	PROTEIN	KOHLENHYDRATE
230	18 g	13 g	8 g

Zutaten

2 TL Essig deiner Wahl
4 Eier
1 Avocado, gewürfelt
1 EL Zitronensaft
½ TL Knoblauchpulver
1 Prise jodfreies Salz
Pfeffer

Zubereitung

Bring einen halben Liter Wasser gemeinsam mit dem Essig zum Kochen. Lege die Eier ins Wasser und lass sie 10 Minuten kochen und anschließend abkühlen..

Schäle die Eier und halbiere sie. Löffle den Dotter aus den Eiern in eine Schüssel. Lege die weißen Eihälften auf einen Teller.

Vermenge den Dotter mit Avocado, Zitronensaft, Knoblauchpulver, Salz und Pfeffer. Dabei sollte eine cremige Paste entstehen.

Löffle die Masse auf die Eihälften und lass sie für 15 Minuten im Kühlschrank.

ERDBEERSHAKE

KCAL	FETT	PROTEIN	KOHLENHYDRATE
80	6 g	2 g	10 g

Zutaten

250 g Erdbeeren, geviertelt
150 g selbstgemachter Kokosjoghurt
150 ml Mandelmilch
1 Spritzer Zitronensaft
Ein paar Tropfen Vanilleextrakt

Zubereitung

Alle Zutaten in einen Mixer geben und zu einem cremigen Shake mixen.

SALATE

GEMISCHTER SALAT

KCAL	FETT	PROTEIN	KOHLENHYDRATE
215	13 g	4 g	15 g

Zutaten

Salat:
150 g grüner Salat
4 Frühlingszwiebeln, geschnitten
3 Radieschen, in Scheiben geschnitten
½ Apfel, fein geschnitten
1 Paprika, gewürfelt
2 Tomaten, gewürfelt

Dressing:
2 EL Olivenöl
1 EL Balsamicoessig
1 Prise jodfreies Salz
Pfeffer

Zubereitung

Die Zutaten für den Salat in eine Schüssel geben.

Die Zutaten für das Dressing miteinander vermischen und über den Salat gießen. 15 Minuten stehen lassen und servieren.

SALAT MIT AVOCADO UND MANGO

KCAL	FETT	PROTEIN	KOHLENHYDRATE
630	50 g	11 g	30 g

Zutaten

Salat:
1 Avocado, gewürfelt
1 Mango, gewürfelt
100 g Salat (z. B. Feldsalat)
½ Gurke, gewürfelt
½ Paprika, gewürfelt
3 Tomaten, gewürfelt
50 g Nüsse deiner Wahl, gehackt

Dressing:
1 EL Avocadoöl
1 EL Apfelessig
1 Prise Kokoszucker
1 Prise jodfreies Salz
Pfeffer

Zubereitung

Zutaten für den Salat in eine Schüssel geben.

Zutaten für das Dressing vermischen und über den Salat gießen. Vor dem Servieren kurz ruhen lassen.

HÄHNCHENSALAT

KCAL	FETT	PROTEIN	KOHLENHYDRATE
239	11 g	20 g	15 g

Zutaten

350 g Hähnchenbrust, gekocht und klein geschnitten
½ Paprika
2 EL Mandeln, gehackt
2 EL Rosinen
1 kleine Selleriestange, gewürfelt
½ Avocado, zerquetscht
1 Prise jodfreies Salz
Pfeffer
2 TL Zitronensaft

Zubereitung

Alle Zutaten in einer Schüssel miteinander vermengen.

GRIECHISCHER SALAT

KCAL	FETT	PROTEIN	KOHLENHYDRATE
189	13 g	3 g	15 g

Zutaten

Salat:
70 g Kalamataoliven, gehackt
½ Gurke, gewürfelt
½ Avocado, gewürfelt
1 Tomate, gewürfelt
½ Zwiebel, gehackt
1 EL Koriander, gehackt
1 EL Petersilie, gehackt
Dressing:
2 TL Zitronensaft
2 TL Olivenöl
1 Prise jodfreies Salz
Pfeffer

Zubereitung

Alle Zutaten für den Salat in eine Schüssel geben.

Alle Zutaten für das Dressing vermischen. Den Salat damit übergießen, alles gut durchmischen und 20 Minuten ziehen lassen.

GEMISCHTER SALAT MIT SPECK

KCAL	FETT	PROTEIN	KOHLENHYDRATE
326	30 g	8 g	6 g

Zutaten

Salat:
3 Scheiben Speck, gebraten und geschnitten
100 g Rotkraut, in Nudelform geschnitten
1 Tomate, gewürfelt
½ Salatkopf, gehackt
1 kleine Zwiebel, gehackt
Dressing:
2 EL Olivenöl
1 EL Apfelessig
1 Prise jodfreies Salz
Pfeffer

Zubereitung

Zutaten für den Salat in eine Schüssel geben.

Zutaten für das Dressing miteinander vermischen und über den Salat gießen. Gut durchmischen und kurz ruhen lassen.

SUPPEN UND EINTÖPFE

TOMATENSUPPE

KCAL	FETT	PROTEIN	KOHLENHYDRATE
145	12 g	5 g	7 g

Zutaten

5 Tomaten
½ Zwiebel, gehackt
1 Knoblauchzehe, gehackt
2 EL Olivenöl
1 TL getrockneter Oregano
300 ml selbstgemachte Knochenbrühe
1 Lorbeerblatt
1 Prise jodfreies Salz
Pfeffer
1 EL Basilikum, gehackt
½ TL Balsamicoessig

Zubereitung

Tomaten mit heißem Wasser überbrühen, mit kaltem Wasser abschrecken, häuten, halbieren und das Fruchtfleisch in Würfel schneiden.

1 EL Öl in einem Topf erhitzen. Die Zwiebeln und den Knoblauch darin glasig dünsten. Oregano dazugeben, Tomaten unterrühren.

Mit Brühe ablöschen und Lorbeerblatt, Salz und Pfeffer dazugeben. Die Suppe zum Kochen bringen und zugedeckt ca. 5 Minuten köcheln lassen.

Das Lorbeerblatt entfernen, die Suppe mit dem Stabmixer pürieren und mit Essig abschmecken. Suppe aufteilen, Basilikum darüber streuen und das restliche Olivenöl auf die Suppe träufeln.

KARTOFFEL-LAUCH-SUPPE

KCAL	FETT	PROTEIN	KOHLENHYDRATE
135	8 g	2 g	10 g

Zutaten

1 EL Avocadoöl
125 g Kartoffeln, gewürfelt
½ Stange Lauch, in Ringe geschnitten
400 ml selbstgemachte Knochenbrühe
1 Prise jodfreies Salz
Pfeffer
1 Messerspitze Muskat
100 ml Kokosmilch
1 EL Schnittlauch, gehackt

Zubereitung

Öl in einem Topf erwärmen und Kartoffeln und Lauch 5 Minuten bei mittlerer Hitze anschwitzen.

Mit Brühe aufgießen und mit Salz, Pfeffer und Muskat würzen. Aufkochen lassen und 20 Minuten bei niedriger Hitze köcheln lassen.

Kokosmilch unterrühren, aufkochen lassen, dann Herdplatte abschalten. Suppe mit einem Pürierstab pürieren. Suppe abschmecken und mit Schnittlauch garnieren.

ROSENKOHL-CASHEW-SUPPE

KCAL	FETT	PROTEIN	KOHLENHYDRATE
450	27 g	18 g	30 g

Zutaten

110 g Cashewkerne
300 g Rosenkohl
500 ml selbstgemachte Knochenbrühe
5 Datteln, gehackt
Saft einer Zitrone
2 EL gemischte Kräuter, gehackt (z.B. Petersilie, Koriander)

Zubereitung

Cashewkerne in Wasser einweichen (am besten über Nacht) und mit einem Mixer zu einer Creme mixen.

Rosenkohl in der Brühe 15 Minuten in einem Topf kochen, bis er weich ist.

Datteln und Cashewcreme nach und nach unter Rühren untermengen. Zitronensaft, Salz und Pfeffer untermischen.

Die Suppe mit dem Pürierstab pürieren und mit Kräutern bestreuen.

LINSENEINTOPF

KCAL	FETT	PROTEIN	KOHLENHYDRATE
210	4 g	12 g	35 g

Zutaten

1 TL Avocadoöl
½ Zwiebel, gehackt
1 Knoblauchzehe, gehackt
2 TL Kurkuma
1 Süßkartoffel, geschält und gewürfelt
250 g Blumenkohl, in Röschen geteilt und von Stämmen abgeschnitten
150 g Linsen, gewaschen und abgetropft
300 g Polpa (Tomaten in Stücke)
150 ml selbstgemachte Knochenbrühe
1 Prise jodfreies Salz
Pfeffer

Zubereitung

Öl in einem Topf erwärmen und Zwiebeln bei mittlerer Hitze 5 Minuten glasig anschwitzen. Knoblauch und Kurkuma beigeben und für 1 Minute zu einer Paste rühren.

Süßkartoffeln, Blumenkohl, Linsen und Polpa untermischen und zum Kochen bringen. Dann bei niedriger Hitze 30 Minuten abgedeckt köcheln lassen.

Mit Salz und Pfeffer abschmecken und servieren.

KABELJAU-CURRY

KCAL	FETT	PROTEIN	KOHLENHYDRATE
300	8 g	34 g	20 g

Zutaten

2 TL Avocadoöl
½ Zwiebel, gehackt
1 Knoblauch, gehackt
2 TL Kurkuma
300 g Polpa (Tomatenstücke aus der Dose)
100 ml selbstgemachte Knochenbrühe
300 g Kabeljaufilets
1 Prise jodfreies Salz
Pfeffer
120 g selbstgemachter Blumenkohlreis

Zubereitung

Öl in einem Topf erwärmen und Zwiebel 5 Minuten bei mittlerer Hitze glasig anschwitzen.

Knoblauch und Kurkuma beigeben und 2 Minuten anschwitzen. Polpa untermischen und auf kleiner Hitze köcheln. Fisch in den Topf geben und 10 Minuten kochen, bis das Fleisch zerfällt.

Curry mit Blumenkohlreis servieren.

CURRY MIT SCHWEINEFLEISCH

KCAL	FETT	PROTEIN	KOHLENHYDRATE
242	10 g	30 g	8 g

Zutaten

1 TL Olivenöl
300 g Schweinfleisch, gewürfelt (Schulter)
1 kleine Süßkartoffel, geschält und gewürfelt
1 Knoblauchzehe, gehackt
½ TL Kurkuma
200 g Polpa (gehackte Tomaten)
100 ml selbstgemachte Knochenbrühe
1 Prise jodfreies Salz
Pfeffer

Zubereitung

Erwärme das Öl in einem Topf und brate das Fleisch bei mittlerer Hitze 10 Minuten an, bis es goldbraun ist.

Süßkartoffel untermengen und 10 Minuten bei niedriger Hitze dünsten.

Knoblauch, Kurkuma, Polpa und Brühe beigeben und 45 Minuten bei niedriger Hitze köcheln lassen. Mit Salz und Pfeffer abschmecken.

HAUPTGERICHTE

KARTOFFELPFANNE MIT SPARGEL

KCAL	FETT	PROTEIN	KOHLENHYDRATE
131	5 g	2 g	20 g

Zutaten

250 g Kartoffeln
2 TL Olivenöl
8 Stangen grüner Spargel, holzige Enden abgeschnitten und gewürfelt
50 g Rucola
2 EL selbstgemachtes Pesto
1 Prise Salz
Pfeffer
1 EL Basilikum, gehackt

Zubereitung

Kartoffeln mit Schale bissfest kochen, abkühlen lassen, schälen und in Stücke schneiden.

Öl in einer Pfanne erwärmen, Kartoffeln und Spargel 5 Minuten anbraten. Zugedeckt bei niedriger Hitze 10 Minuten köcheln lassen.

Rucola, Pesto, Salz, Pfeffer und Basilikum untermischen, 2 Minuten köcheln lassen und servieren.

SÜẞKARTOFFELFRITTATA

KCAL	FETT	PROTEIN	KOHLENHYDRATE
263	15 g	20 g	12 g

Zutaten

4 Eier, verquirlt
2 TL Kokosöl
60 g Speck, gewürfelt
½ Zwiebel, gehackt
1 kleine Süßkartoffel, geschält und in Scheiben geschnitten
1 Knoblauchzehe, gehackt
1 Tomate, gehackt
1 Prise jodfreies Salz
Pfeffer

Zubereitung

Öl in einer Pfanne erwärmen, Speck, Zwiebel und Kartoffeln bei mittlerer Hitze 10 Minuten anschwitzen lassen.

Knoblauch beigeben und für 1 Minute anbraten.

Eier und Tomaten untermengen und die Frittata 4 Minuten braten, bis die Eier stocken.

Frittata wenden und für weitere 5 Minuten bei mittlerer Hitze kochen. Mit Salz und Pfeffer abschmecken.

BLUMENKOHLREIS MIT SCHRIMPS

KCAL	FETT	PROTEIN	KOHLENHYDRATE
300	13 g	33 g	17 g

Zutaten

1 EL Avocadoöl
½ Zwiebel, gehackt
2 Knoblauchzehen, gehackt
250 g selbstgemachter Blumenkohlreis
225 g Schrimps, geschält und ohne Darm
1 Karotte, klein gewürfelt
60 g Erbsen
2 Eier
1 Prise jodfreies Salz
Pfeffer

Zubereitung

Öl in einer Pfanne erwärmen und Zwiebel 5 Minuten bei mittlerer Hitze glasig anschwitzen.

Knoblauch, Blumenkohlreis und Schrimps beigeben und 1 Minute anschwitzen. Karotten und Erbsen unterrühren und alles 5 Minuten anbraten.

In der Mitte der Pfanne eine Mulde formen und die Eier hineinschlagen.

Eier verquirlen und mit den anderen Zutaten vermischen. Für 3 Minuten kochen lassen und mit Salz und Pfeffer abschmecken.

GEMÜSEPFANNE MIT SCHRIMPS

KCAL	FETT	PROTEIN	KOHLENHYDRATE
300	13 g	28 g	23 g

Zutaten

Marinade:
½ TL Ingwer, gerieben
1 Knoblauchzehe, gehackt
2 TL Zitronensaft
2 TL Avocadoöl
225 g Schrimps, geschält und ohne Darm
1 TL Avocadoöl
½ Zwiebel, gewürfelt
½ kleiner Kopf Kohl, geschnitten
150 g Brokkoliröschen
1 EL Sesam

Zubereitung

Zutaten für die Marinade vermischen und die Schrimps darin 30 Minuten marinieren lassen.

Öl in einer Pfanne erwärmen und Zwiebel 5 Minuten bei mittlerer Hitze glasig anschwitzen.

Kohl und Brokkoli untermischen und kochen lassen, bis der Kohl zusammenfällt und der Brokkoli weich ist.

Schrimps mit Marinade in die Pfanne leeren und für 7 Minuten kochen.

Mit Sesam bestreuen und servieren.

GEGRILLTER FISCH

KCAL	FETT	PROTEIN	KOHLENHYDRATE
189	1 g	29 g	16 g

Zutaten

2 Fischfilets (z.B. Forelle)
Salsa:
80 Ananasstücke
1 Tomate, gewürfelt
½ Zwiebel, gehackt
2 EL Zitronensaft
1 Prise jodfreies Salz
Pfeffer
1 EL Koriander, gehackt
225 g grüne Bohnen, tiefgekühlt oder frisch

Zubereitung

Heize den Grill oder Ofen auf 200°C Ober-/Unterhitze vor.

Lege die Fischfilets auf Alufolie.

Mische die Zutaten für die Salsa und löffle sie auf die Fischfilets. Klappe die Alufolie ein, sodass der Fisch damit bedeckt ist.

Koche den Fisch 15 Minuten auf dem Grill oder im Ofen, bis er sich leicht zerteilen lässt.

Bohnen währenddessen für 10 Minuten in gesalzenem Wasser kochen lassen, abtropfen.

Öffne die Alupäckchen und serviere den Fisch auf dem Teller, zusammen mit den grünen Bohnen.

FRITTATA MIT GEMÜSE UND HACKFLEISCH

KCAL	FETT	PROTEIN	KOHLENHYDRATE
300	17 g	30 g	11 g

Zutaten

2 TL Avocadoöl
½ Zwiebel, gehackt
½ Paprika, gewürfelt
125 g Hackfleisch
1 Prise jodfreies Salz
Pfeffer
4 Eier, verquirlt
2 EL Hefeflocken
½ Zucchini, gewürfelt
1 Tomate, gewürfelt

Zubereitung

Ofen auf 175°C Ober-/Unterhitze vorheizen.

Öl in einer ofenfesten Pfanne erwärmen und Zwiebel und Paprika bei mittlerer Hitze 5 Minuten anschwitzen. Hackfleisch untermengen, mit Salz und Pfeffer würzen und für 7 Minuten braten.

Eier mit Hefeflocken, Zucchini, Tomate und dem Fleischgemisch vermengen und die Pfanne in den Ofen stellen (oder in eine Auflaufform geben). Die Frittata für 20 Minuten backen und warm servieren.

BROKKOLIQUICHE MIT HUHN

KCAL	FETT	PROTEIN	KOHLENHYDRATE
228	12 g	22 g	8 g

Zutaten

Öl für die Auflaufform
2 TL Olivenöl
120 g Hähnchenbrust, geschnitten
½ Lauch, geschnitten
100 g Champignons, geschnitten
100 g Brokkoli, geschnitten
3 Eier, verquirlt
2 EL ungesüßte Mandelmilch
1 Prise jodfreies Salz, Pfeffer
1 EL gemischte Kräuter, gehackt

Zubereitung

Ofen auf 200 °C Ober-/Unterhitze vorheizen. Auflaufform mit Öl einpinseln.

Öl in einer Pfanne erwärmen und das Fleisch 5 Minuten bei mittlerer Hitze anbraten.

Gemüse beigeben und für weitere 5 Minuten anbraten. Die Masse in die Auflaufform geben.

Eier mit Mandelmilch, Salz, Pfeffer und Kräutern vermischen und in die Form gießen.

Die Quiche für 20 Minuten backen und vor dem Servieren kurz abkühlen lassen.

QUICHE MIT RIND

KCAL	FETT	PROTEIN	KOHLENHYDRATE
400	32 g	22 g	6 g

Zutaten

Öl für die Auflaufform
2 TL Olivenöl
225 g Hackfleisch
½ Zwiebel, gehackt
½ Paprika, gewürfelt
4 Eier, verquirlt
2 EL Kokosmilch
1 Prise jodfreies Salz
Pfeffer
1 EL Koriander, gehackt
Optional: ½ Avocado, in Scheiben geschnitten

Zubereitung

Ofen auf 200°C Ober-/Unterhitze vorheizen. Auflaufform mit Öl einpinseln.

Öl in einer Pfanne erwärmen, Faschiertes, Zwiebel und Paprika bei mittlerer Hitze für 10 Minuten anschwitzen.

Alles in die Auflaufform füllen.

Eier mit Kokosmilch, Salz und Pfeffer vermischen und in die Form gießen. Für 20 Minuten backen, bis die Eier nicht mehr flüssig sind.

Die Quiche abkühlen lassen und mit Avocadospalten und Koriander garnieren

GEFÜLLTE SÜßKARTOFFELN

KCAL	FETT	PROTEIN	KOHLENHYDRATE
440	23 g	20 g	35 g

Zutaten

½ Apfel, gewürfelt
½ Zwiebel, gewürfelt
2 EL Nüsse deiner Wahl, gehackt
2 EL Cranberrys
1 Knoblauchzehe, gehackt
120 g Hackfleisch
1 Prise jodfreies Salz
Pfeffer
¼ TL getrockneter Salbei
1 Ei
2 große Süßkartoffeln

Zubereitung

Ofen auf 220°C Ober-/Unterhitze vorheizen. Backblech mit Backpapier auslegen.

Die Süßkartoffeln ein paar Mal mit einer Gabel einstechen und auf das Blech legen. Für 30 Minuten backen.

Währenddessen Apfel, Zwiebel, Nüsse, Cranberrys und Knoblauch im Mixer zerkleinern.

Hackfleisch in einer Pfanne bei mittlerer Hitze 5 Minuten braten. Salz, Pfeffer und Salbei untermischen, dann die Mischung aus dem Mixer hinzufügen. Für 5 Minuten kochen.

Kartoffeln und Füllung kurz abkühlen lassen. Dann die Kartoffeln halbieren und die Füllung auf die Hälften löffeln. Für weitere 10 Minuten backen.

FLEISCH-GEMÜSE-AUFLAUF MIT SÜẞKARTOFFELHAUBE

KCAL	FETT	PROTEIN	KOHLENHYDRATE
325	21 g	8 g	26 g

Zutaten

Auflauf:
Öl für die Auflaufform
1 TL Olivenöl
1 kleine Zwiebel, gewürfelt
1 Karotte, gewürfelt
2 Knoblauchzehen, gehackt
100 g Champignons, gehackt
220 g Hackfleisch
1 EL Tomatenmark
100 ml selbstgemachte Knochenbrühe
100 g Erbsen
1 EL Rosmarin, gehackt
1 Prise jodfreies Salz
Pfeffer

Süßkartoffelhaube:
1 große Süßkartoffel, geschält und gewürfelt
60 ml Kokosmilch
1 Prise jodfreies Salz
Pfeffer

Zubereitung

Ofen auf 180 °C Ober-Unterhitze vorheizen. Auflaufform mit Öl einpinseln.

Süßkartoffeln in Wasser kochen.

Öl in einer Pfanne erwärmen und die Zwiebel, Karotten, Erbsen, Knoblauch und Champignons bei mittlerer Hitze anschwitzen. Faschiertes beigeben und anbraten.

Tomatenmark und Brühe untermischen und 5 Minuten köcheln lassen. Rosmarin, Salz und Pfeffer untermischen. Alles in die Auflaufform füllen.

Kartoffeln abtropfen und in eine Schüssel geben, mit einer Gabel zerdrücken. Kokosmilch, Salz und Pfeffer untermischen. Die Mischung über den Auflauf geben.

Für 20 Minuten backen und vor dem Servieren kurz auskühlen lassen.

DESSERTS

NUSS-DATTEL-BÄLLCHEN

KCAL	FETT	PROTEIN	KOHLENHYDRATE
345	25 g	8 g	30 g

Zutaten

Für 18 Bällchen:
120 g Nüsse deiner Wahl
150 g Datteln, gehackt
100 g Mandelbutter
1 Prise jodfreies Salz

Zubereitung

Nüsse in etwas Wasser einweichen und 1 Stunde stehen lassen.

Nüsse abtropfen und mit den restlichen Zutaten in einem Mixer mischen, bis eine feuchte Masse entsteht. Du brauchst vielleicht ein bisschen Wasser dafür.

Bällchen aus der Masse formen und sie vor dem Servieren 30 Minuten im Kühlschrank ruhen lassen. In einem luftdichten Behälter halten sie ein paar Wochen.

BANANENMUFFINS

KCAL	FETT	PROTEIN	KOHLENHYDRATE
106	6 g	3 g	10 g

Zutaten

Für 6 Muffins:
Muffinförmchen
80 g Mandelmehl
1 TL Backpulver
¼ TL Natron
½ TL Zimt
50 g Apfelmus
1 Ei
2 kleine reife Bananen, zerquetscht

Zubereitung

Ofen auf 175°C Ober-/Unterhitze vorheizen.

Mehl, Backpulver, Natron und Zimt vermischen. Eine Mulde in der Mitte der Masse formen und Apfelmus, Ei und Bananen hineingeben. Alles zu einem Teig mischen.

Den Teig auf die Muffinförmchen verteilen und die Muffins für 50 Minuten backen, bis sie goldbraun und innen nicht mehr flüssig sind.

Du kannst den Muffinteig als Basis für Variationen nehmen: Mische je nach Belieben Heidelbeeren, Nüsse, Mohn oder Kakaopulver unter den Teig.

SÜẞKARTOFFELPUDDING MIT PISTAZIEN

KCAL	FETT	PROTEIN	KOHLENHYDRATE
246	10 g	9 g	30 g

Zutaten

100 g Süßkartoffel, geschält und gewürfelt
150 ml Mandelmilch
2 EL Chiasamen
25 g Pistazien, gehackt
1 TL Honig
1 Prise jodfreies Salz

Zubereitung

Koche die Süßkartoffel, bis du sie leicht mit der Gabel zerdrücken kannst. Lass sie auskühlen und zerdrücke sie zu einem Mus.

Mische alle Zutaten in einer Schüssel und stelle sie für 2 Stunden in den Kühlschrank.

APFEL-ZIMT-DESSERT

KCAL	FETT	PROTEIN	KOHLENHYDRATE
40	0 g	0 g	9 g

Zutaten

Für 4 Portionen:
1 kg Äpfel (saure und grüne Äpfel haben weniger Zucker)
1 ½ EL Honig
1 EL Zimt
1 EL Zitronensaft
60 g Rosinen
60 g Mandelsplitter

Zubereitung

Äpfel reiben und mit Honig und ein bisschen Wasser in einen Topf geben.

Topf erhitzen und die restlichen Zutaten beigeben.

Kurz bei niedriger Hitze köcheln lassen, in Schüsseln oder Gläser füllen und lauwarm oder kalt servieren.

STREUSELKUCHEN MIT HEIDELBEEREN UND ÄPFELN

KCAL	FETT	PROTEIN	KOHLENHYDRATE
317	25 g	6 g	17 g

Zutaten

Für 5 Portionen:
Öl für die Form
2 Äpfel, geschält und in Würfel geschnitten
180 g Mandelmehl
2 EL Kokosöl
2 TL Honig
½ TL Vanilleextrakt
75 g Heidelbeeren

Zubereitung

Apfelstücke in Wasser weichkochen.

Ofen auf 175°C Ober-/Unterhitze vorheizen. Eine Kuchenform mit etwas Öl einpinseln.

120 g des Mehls mit dem Öl, Honig und Vanille mit einem Mixer vermischen. Den Teig in zwei Hälften teilen und das restliche Mehl in eine Hälfte kneten, so dass der Teig krümelig wird.

Den glatten Teig in die Kuchenform geben und für 10 Minuten backen, bis er leicht braun ist.

Den Teig aus dem Ofen holen und ein paar Minuten auskühlen lassen.

Das Obst vermischen und auf den Teig geben. Mit dem krümeligen Teig bedecken und den Kuchen für 40 Minuten backen.

SÜßKARTOFFEL-BROWNIES

KCAL	FETT	PROTEIN	KOHLENHYDRATE
102	5 g	3 g	11 g

Zutaten

Für 15 Stücke:
1 Süßkartoffel (300 g), geschält und gewürfelt
1 EL geschrotete Leinsamen
35 ml Kokosöl
1 reife Banane, gewürfelt
6 Datteln, gehackt
¼ TL Vanilleextrakt
1 Prise Salz
½ TL Zimt
20 g Kakaopulver (oder Carobpulver, wenn du den Kakao nicht verträgst)
1 EL Mandelmehl
60 g gemahlene Mandeln

Zubereitung

Süßkartoffelwürfel weichkochen, abtropfen lassen.

Ofen auf 180°C Ober-/Unterhitze vorheizen. Eine Brownieform mit 1 EL Öl einfetten.

Leinsamen mit 3 EL Wasser mischen und 10 Minuten quellen lassen.

Datteln und Banane fein pürieren. Vanille, 1 Prise Salz, Zimt und 2 EL Kakaopulver untermischen.

Mehl mit 2 EL Wasser verrühren und mit restlichem Kokosöl und Leinsamen zum Püree geben. Gemahlene Mandeln untermischen und alles glatt rühren.

Teig auf das vorbereitete Backblech füllen, glattstreichen und im vorgeheizten Backofen 45 Minuten backen.

Herausnehmen, abkühlen lassen und in Stücke schneiden. Mit restlichem Kakaopulver bestäuben.

Nährwerte - für 1 Brownie

SCHOKO-AVOCADO-PUDDING

KCAL	FETT	PROTEIN	KOHLENHYDRATE
272	24 g	8 g	6 g

Zutaten

200 ml Kokosmilch
15 g Proteinpulver
½ reife Avocado
2 TL Kakaopulver (oder Carobpulver, falls du den Kakao nicht verträgst)
½ TL Ahornsirup

Zubereitung

Alle Zutaten in einem Mixer mischen und bis zum Servieren im Kühlschrank aufbewahren.

STUFE 3: VERZICHT AUF GLUTEN, MILCHPRODUKTE, SOJA, ZUCKER, ALKOHOL, KOFFEIN, GETREIDE, HÜLSENFRÜCHTE, SCHARFE SCHOTEN, JODHALTIGE LEBENSMITTEL, EIER, NÜSSE, SAMEN, NACHTSCHATTENGEWÄCHSE, SCHARFE LEBENSMITTEL (AUSNAHME: SCHWARZER PFEFFER), STEVIA

GRUNDREZEPTE

APFELMUS

KCAL	FETT	PROTEIN	KOHLENHYDRATE
104	0 g	0 g	26 g

Zutaten

Für 6 Portionen:
250 ml Wasser
4 Äpfel, geschält, entkernt und in Stücke geschnitten
½ TL Zimt

Zubereitung

Wasser und Äpfel in einen Topf geben, mit Wasser bedecken und zum Kochen bringen.

Alles bei niedriger Hitze für 20 Minuten mit Deckel köcheln lassen, bis die Äpfel weich sind.

Den Zimt beigeben und alles mit einem Pürierstab pürieren, falls die Stücke noch zu groß sind.

Abkühlen lassen. In Gläsern ist das Mus im Kühlschrank ein paar Tage haltbar.

KOKOSJOGHURT

KCAL	FETT	PROTEIN	KOHLENHYDRATE
230	24 g	2 g	6 g

Zutaten

Für 4 Portionen:
Einmachgläser
400 g Kokosmilch
2 probiotische Kapseln
(in der Apotheke oder Drogerie erhältlich)

Zubereitung

Sterilisiere die Gläser, indem du sie kurz in Wasser abkochst. Lasse sie anschließend abtropfen und abtrocknen.

Teile die Kokosmilch auf die Gläser auf, verschließe sie und schüttle die Gläser.

Brich die probiotischen Kapseln auf und streue den Inhalt auf die Kokosmilch.

Schraube die Gläser zu und vermische durch Schütteln alles gut.

Lass die Gläser für ein bis zwei Tage in der Küche stehen und schüttle sie ab und zu.

Stelle die Gläser danach in den Kühlschrank, damit die Kokosmilch eine dickere Konsistenz bekommt.

Der Joghurt hält ca. 1 Woche. Du kannst ihn mit Obst, als Topping oder als Basis für cremige Saucen und Dressings verwenden.

KNOCHENBRÜHE

KCAL	FETT	PROTEIN	KOHLENHYDRATE
175	7 g	23 g	5 g

Zutaten

4 Hühnerkeulen
1 EL Apfelessig
2 Selleriestangen
1 Zwiebel
6 große Karotten
Jodfreies Salz
Pfeffer

Zubereitung

Gib die Keulen, den Essig und das Gemüse in einen großen Suppentopf.

Fülle den Topf mit Wasser auf, Gemüse und Hühnchen sollten dabei vollständig mit Wasser bedeckt sein.

Bring alles zum Kochen, und lass die Brühe bei mittlerer bis niedriger Hitze für 8 bis 12 Stunden köcheln.

Schmecke die Brühe mit Salz und Pfeffer ab.

Nimm die Keulen heraus und gieße die Brühe durch ein Sieb in Gläser oder andere Gefäße. Du kannst sie einige Tage im Kühlschrank aufbewahren oder einfrieren. Das Fleisch der Hühnerkeulen kannst du für andere Gerichte verwenden, z.B. gleich zusammen mit der Suppe.

KETCHUP

KCAL	FETT	PROTEIN	KOHLENHYDRATE
11	0 g	0 g	3 g

Zutaten

Für ca. 250 ml:
130 g Karotten, gehackt
100 g unreife Pflaumen, gehackt
40 g Rote Rübe, gehackt
1 kleine Zwiebel, gehackt
1 Knoblauchzehe, gehackt
2 TL Apfelessig
1 TL Kokoszucker
1 Prise jodfreies Salz
Pfeffer

Zubereitung

Alle Zutaten in einen Topf geben und für 1 Stunde bei niedriger Hitze köcheln lassen, bis alle Zutaten weich sind.

Gib das Gemisch in einen Mixer und vermische, bis eine Paste entsteht.

Du kannst das Ketchup bis zu eine Woche in Einmachgläsern im Kühlschrank aufbewahren.

GUACAMOLE

KCAL	FETT	PROTEIN	KOHLENHYDRATE
114	10 g	1 g	7 g

Zutaten

Für 8 Portionen:
3 reife Avocados, entkernt
½ Zwiebel, gehackt
2 Knoblauchzehen, gehackt
1 EL Zitronensaft
1 Prise jodfreies Salz
Pfeffer

Zubereitung

Löffle das Avocadofleisch aus den Schalen in eine Schüssel und zerquetsche es, bis es die gewünschte Konsistenz erreicht.

Gib Zwiebel, Knoblauch, Zitronensaft, Salz und Pfeffer bei und vermische alles.

Du kannst die Guacamole für ein paar Tage im Kühlschrank in einem luftdichten Behälter aufbewahren.

PASTINAKEN-HUMMUS

KCAL	FETT	PROTEIN	KOHLENHYDRATE
137	4 g	2 g	26 g

Zutaten

250 g Pastinaken (oder ein anderes Wurzelgemüse wie Rote Bete oder Karotten), gewürfelt
2 Knoblauchzehen, gehackt
1 Frühlingzwiebel, gehackt
2 TL Petersilie, gehackt
2 TL Zitronensaft
2 TL Olivenöl
1 Prise jodfreies Salz

Zubereitung

Koche die Pastinaken in Wasser, bis sie weiche sind. Abtropfen lassen.

Gib alle Zutaten in einen Mixer, bis eine cremige Paste daraus wird.

ZUCCHINI-HUMMUS

KCAL	FETT	PROTEIN	KOHLENHYDRATE
365	30 g	11 g	22 g

Zutaten

1 Zucchini, gewürfelt
1 EL Avocadoöl
1 Prise jodfreies Salz
Pfeffer
2 Knoblauchzehen, gehackt
1 EL Zitronensaft

Zubereitung

Ofen auf 200°C Ober-/Unterhitze vorheizen. Ein Backblech mit Backpapier auslegen.

Zucchiniwürfel auf dem Blech verteilen und mit 1 TL Öl, Salz und Pfeffer beträufeln. Für 20 Minuten backen. Danach abkühlen lassen.

Zucchini mit Knoblauch, Zitronensaft und restlichem Öl in einen Mixer geben. Mixen, bis eine cremige Masse entsteht.

KRÄUTERSAUCE

KCAL	FETT	PROTEIN	KOHLENHYDRATE
4	0 g	0 g	1 g

Zutaten

Für 250 ml Sauce:
4 Knoblauchzehen
½ Zwiebel, gewürfelt
100 g gemischte Kräuter, gehackt (z.B. Petersilie, Koriander, Schnittlauch)
1 EL Zitronensaft
2 TL Apfelessig
½ TL Ingwer, gerieben
½ TL jodfreies Salz
Pfeffer

Zubereitung

Alle Zutaten mit einem Mixer miteinander mixen, bis die gewünschte Konsistenz erreicht ist.

Du kannst die Sauce 1 Woche in Einmachgläsern oder im Tiefkühler in Form von Eiswürfeln aufbewahren.

SÜẞ-SAURE MANGOSAUCE

KCAL	FETT	PROTEIN	KOHLENHYDRATE
150	3 g	1 g	30 g

Zutaten

Für 250 ml:
½ reife Mango, gewürfelt
100 ml Balsamico- oder Apfelessig
1 kleine Zwiebel, gehackt
2 TL Knoblauchzehen, gehackt
2 EL Kokoszucker
1 TL Olivenöl
¼ TL jodfreies Salz

Zubereitung

Alle Zutaten in einem Topf zum Kochen bringen, für 1 Minute unter Rühren köcheln. Hitze weiter reduzieren und für 1 Stunde köcheln lassen, ab und zu umrühren.

In einem Mixer zu einem Püree mixen und in Schraubgläsern im Kühlschrank aufbewahren. Die Sauce hält bis zu 2 Wochen, du kannst sie auch im Tiefkühler als Eiswürfel aufbewahren.

KÄSIGE BLUMENKOHLSAUCE

KCAL	FETT	PROTEIN	KOHLENHYDRATE
35	1 g	4 g	4 g

Zutaten

Für 250 ml Sauce:
270 g Blumenkohl
1 EL Hefeflocken
1 TL Petersilie, gehackt
½ TL Knoblauchpulver
1 Prise jodfreies Salz

Zubereitung

Blumenkohl in Wasser kochen bis er weich ist. Abtropfen und in einem Mixer zu einem Mus pürieren.

Alle Zutaten in einem Topf erwärmen, gut umrühren und für 5 Minuten bei mittlerer Hitze köcheln lassen.

BASILIKUM-SPINAT-PESTO

KCAL	FETT	PROTEIN	KOHLENHYDRATE
150	15 g	3 g	3 g

Zutaten

Für 6 Portionen:
120 g frischer Spinat
120 g frisches Basilikum
60 ml Olivenöl
2 EL Zitronensaft
½ TL jodfreies Salz
3 Knoblauchzehen, gehackt

Zubereitung

Alle Zutaten in den Mixer geben und cremig rühren.

Das Pesto hält in einem luftdichten Behälter bis zu einem Monat.

PASTINAKEN-HUMMUS

KCAL	FETT	PROTEIN	KOHLENHYDRATE
137	4 g	2 g	26 g

Zutaten

250 g Pastinaken (oder ein anderes Wurzelgemüse wie Rote Bete oder Karotten), gewürfelt
2 Knoblauchzehen, gehackt
1 Frühlingzwiebel, gehackt
2 TL Petersilie, gehackt
2 TL Zitronensaft
2 TL Olivenöl
1 Prise jodfreies Salz

Zubereitung

Koche die Pastinaken in Wasser, bis sie weiche sind. Abtropfen lassen.

Gib alle Zutaten in einen Mixer, bis eine cremige Paste daraus wird.

JOGHURTDRESSING

KCAL	FETT	PROTEIN	KOHLENHYDRATE
65	6 g	0 g	4 g

Zutaten

Für 250 ml Dressing:
4 EL gemischte Kräuter, gehackt (z.B. Schnittlauch, Petersilie, Dill)
2 TL Knoblauchpulver
1 TL Zwiebelpulver
1 TL Apfelessig
250 ml selbstgemachter Kokosjoghurt
1 Prise jodfreies Salz
Pfeffer

Zubereitung

Alle Zutaten in einem Mixer vermischen. Eventuell etwas Wasser beimischen, damit das Dressing eine flüssigere Konsistenz bekommt.

Du kannst das Dressing 1 Woche in einem verschraubten Glas aufbewahren.

GRÜNES DRESSING

KCAL	FETT	PROTEIN	KOHLENHYDRATE
24	0 g	4 g	1 g

Zutaten

Für 250 ml Dressing:
1 reife Avocado, gewürfelt
2 EL gemischte Kräuter (z.B. Schnittlauch, Petersilie, Dill)
4 EL Kokosmilch
1 EL Zitronensaft
1 EL Apfelessig
1 EL Olivenöl
1 Prise jodfreies Salz
Pfeffer

Zubereitung

Alle Zutaten in einem Mixer vermischen.

Du kannst das Dressing 1 Woche in einem verschraubten Glas aufbewahren.

SAUERKRAUT

KCAL	FETT	PROTEIN	KOHLENHYDRATE
32	0 g	1 g	7 g

Zutaten

Für 4 Portionen:
Große Einmachgläser
450 g Weißkraut, fein nudelig gehobelt (hebe dir ein paar äußere Krautblätter für später auf)
2 TL jodfreies Salz

Zubereitung

Gib das gehobelte Kraut in eine Schüssel, salze es und knete es so lange, bis das Kraut Flüssigkeit verliert (ca. 10 Minuten).

Stopfe das Kraut in die Gläser und gieße sie mit der Flüssigkeit des Krauts auf, bis es damit bedeckt ist. Falls du zu wenig Flüssigkeit hast, gieße die Gläser mit Wasser auf. Gib jeweils ein Krautblatt in das Glas, um das Kraut unter Wasser zu halten. Es muss immer mit Flüssigkeit bedeckt sein.

Verschraube die Gläser und lass das Kraut für 7 bis 10 Tage an einem dunklen Ort fermentieren. Bewahre es dann im Kühlschrank auf. Lasse es vorm Genuss noch zwei Wochen ruhen.

GEKOCHTER KOHL

KCAL	FETT	PROTEIN	KOHLENHYDRATE
131	7 g	4 g	15 g

Zutaten

1 EL Olivenöl
80 g Kohl, geschnitten
1 Prise jodfreies Salz
2 Knoblauchzehen, gehackt
1 EL Zitronensaft

Zubereitung

Olivenöl in einer Pfanne erwärmen, den Kohl salzen und bei mittlerer Hitze 7 Minuten anschwitzen, bis der Kohl zusammenfällt.

Knoblauch beigeben und 2 Minuten weiterkochen. Zitronensaft unterrühren und servieren.

BLUMENKOHLREIS

KCAL	FETT	PROTEIN	KOHLENHYDRATE
87	4 g	4 g	12 g

Zutaten

½ Zwiebel, gehackt
1 Knoblauchzehe, gehackt
500 g Blumenkohlröschen
1 Prise jodfreies Salz
2 TL Olivenöl

Zubereitung

Gib alle Zutaten bis auf das Öl in einen Mixer und mixe in kleinen Intervallen: 10 Sekunden mixen, aufhören und alles mit einer Gabel durchmischen. So weitermachen, bis der Blumenkohl Reis ähnelt (Wenn du den Blumenkohl durchgehend mixt, entsteht ein Püree).

Erwärme das Öl in einer Pfanne und schwitze den Blumenkohlreis für 5 Minuten bei mittlerer Hitze an, bis der Blumenkohl weich ist.

TORTILLAS

KCAL	FETT	PROTEIN	KOHLENHYDRATE
60	1 g	0 g	12 g

Zutaten

Für 6 Tortillas:
100 g Maniokmehl
½ TL Knoblauchpulver
¼ TL jodfreies Salz
125 ml warmes Wasser
2 EL Olivenöl + Öl für die Pfanne

Zubereitung

Mehl, Knoblauchpulver und Salz in einer Schüssel vermischen.

Olivenöl untermischen, dann das Wasser und alles zu einem Teig rühren.

Den Teig auf einer bemehlten Fläche zu einer Kugel kneten.

Den Teig in 6 Stücke teilen und zu dünnen Tortillas ausrollen.

Ganz wenig Öl in eine Pfanne geben und 1 Tortilla auf beiden Seiten jeweils 3 Minuten bei mittlerer Hitze backen.

Die anderen Tortillas genauso backen. Im Kühlschrank halten sie bis zu einer Woche.

FRÜHSTÜCK

BEERENSMOOTHIE

KCAL	FETT	PROTEIN	KOHLENHYDRATE
318	13 g	6 g	50 g

Zutaten

2 Rote Rüben, gekocht
150 g Blumenkohl, gefroren
400 g gemischt Beeren, gefroren
500 ml fettarme, ungesüßte Kokosmilch
1 TL Vanilleextrakt
½ TL Zimt
Optional: Proteinpulver

Zubereitung

Alle Zutaten in den Smoothiemixer geben und mixen, bis eine cremige Masse entsteht.

MINZSMOOTHIE

KCAL	FETT	PROTEIN	KOHLENHYDRATE
193	1 g	20 g	17 g

Zutaten

100 g Minze
Saft von 1 Zitrone
50 g Proteinpulver
500 ml Kokoswasser

Zubereitung

Alle Zutaten im Mixer vermischen, bis die gewünschte Konsistenz erreicht ist.

ORANGENSMOOTHIE

KCAL	FETT	PROTEIN	KOHLENHYDRATE
380	22 g	25 g	20 g

Zutaten

250 ml Kokosmilch
200 ml frisch gepresster Orangensaft
50 g Proteinpulver

Zubereitung

Alle Zutaten im Mixer vermischen, bis die gewünschte Konsistenz erreicht ist.

KOKOSJOGHURT MIT HIMBEEREN

KCAL	FETT	PROTEIN	KOHLENHYDRATE
318	26 g	3 g	21 g

Zutaten

2 EL ungesüßte Kokosflocken
400 g selbstgemachter Kokosjoghurt
1 EL Ahornsirup
½ TL Vanilleextrakt
½ TL Zimt
250 g Himbeeren

Zubereitung

Röste die Kokosflocken für eine Minute in einer Pfanne ohne Fett, bis sie goldbraun sind.

Mische die restlichen Zutaten in 2 Schüsseln und bestreue sie mit Kokosflocken.

SPINATPFANNE MIT DATTELN UND SPECK

KCAL	FETT	PROTEIN	KOHLENHYDRATE
450	34 g	4 g	25 g

Zutaten

170 g Speck, gewürfelt
6 Datteln, gehackt
120 g Blumenkohl, gerieben
90 g frischer Spinat
1 Prise jodfreies Salz
Pfeffer

Zubereitung

Speck in eine Pfanne geben und bei mittlerer bis niedriger Hitze 7 Minuten anbraten. Ab und zu umrühren, bis er goldbraun ist.

Pfanne von der Herdplatte nehmen und den Großteil des Fetts ausleeren.

Pfanne zurück auf die Herdplatte und Datteln und Blumenkohl beigeben. Für zwei Minuten köcheln.

Spinat nach und nach untermengen und 3 Minuten köcheln. Mit Salz und Pfeffer abschmecken.

BEILAGEN UND SNACKS

GURKENSALAT

KCAL	FETT	PROTEIN	KOHLENHYDRATE
151	3 g	4 g	27 g

Zutaten

1 Gurke, in dünne Scheiben geschnitten
1 EL Dill, gehackt
100 ml Kokosmilch oder selbstgemachter Kokosjoghurt
1 EL Apfelessig
1 Prise jodfreies Salz
Pfeffer

Zubereitung

Alle Zutaten miteinander vermischen und vor dem Servieren kurz ruhen lassen.

KRAUTSALAT

KCAL	FETT	PROTEIN	KOHLENHYDRATE
92	5 g	0 g	9 g

Zutaten

300 g Weißkraut, nudelförmig geschnitten
1 Prise Salz
Dressing:
1 EL Apfelessig
1 EL Olivenöl
1 TL Kümmel
1 TL Kokoszucker
1 Prise jodfreies Salz
Pfeffer

Zubereitung

Kraut in eine Schüssel geben, salzen und 15 Minuten stehen lassen.

Kraut kneten, bis er weich wird, überflüssige Flüssigkeit wegschütten.

Zutaten für das Dressing vermischen und mit dem Kraut vermengen. Salat für weitere 15 Minuten stehen lassen.

APFEL-KAROTTEN-SALAT

KCAL	FETT	PROTEIN	KOHLENHYDRATE
112	0 g	1 g	27 g

Zutaten

2 Äpfel (grüne oder säuerliche Äpfel haben weniger Zucker), grob geraspelt
2 Karotten, grob geraspelt
Saft von einer halben Zitrone
1 Prise jodfreies Salz
Pfeffer

Zubereitung

Alle Zutaten miteinander vermischen und in den Kühlschrank stellen, bis du ihn mit einem Hauptgericht servierst.

KIWI-AVOCADO-SALAT

KCAL	FETT	PROTEIN	KOHLENHYDRATE
216	15 g	2 g	16 g

Zutaten

4 Kiwis, in Scheiben geschnitten
1 EL Koriander, gehackt
½ Avocado, gewürfelt
Dressing:
½ EL Zitronensaft
1 Prise jodfreies Salz
Pfeffer
1 EL Olivenöl
1 TL frisch gepresster Orangensaft

Zubereitung

Kiwi, Koriander und Avocado in eine Schüssel geben.

Die Zutaten für das Dressing mischen und über den Salat geben. Kurz ruhen lassen und genießen.

MANGO-SALSA

KCAL	FETT	PROTEIN	KOHLENHYDRATE
49	3 g	1 g	7 g

Zutaten

1 EL Kokosmilch
Saft einer kleinen Zitrone oder Limette
1 Mango, geschält und gewürfelt
½ Gurke, gewürfelt
½ Zwiebel, gehackt
1 TL Koriander, gehackt
½ TL Ingwer, gerieben

Zubereitung

Kokosmilch und Zitronensaft vermischen.

Alle anderen Zutaten in einer Schüssel vermischen. Das Kokosmilch-Zitronen-Gemisch darüber träufeln und alles gut vermischen.

Die Salsa vor dem Servieren 20 Minuten ruhen lassen.

MANGO-SALSA MIT AVOCADO UND ROTER BETE

KCAL	FETT	PROTEIN	KOHLENHYDRATE
126	7 g	2 g	17 g

Zutaten

80 g Rote Bete, gekocht und gewürfelt
½ Avocado, gewürfelt
½ Mango, gewürfelt
1 Frühlingszwiebel, gehackt
2 EL Koriander, gehackt
1 EL Apfelessig
1 TL Zitronensaft
1 Prise jodfreies Salz

Zubereitung

Alle Zutaten miteinander vermischen und vor dem Servieren 30 Minuten ruhen lassen.

KAROTTEN-POMMES

KCAL	FETT	PROTEIN	KOHLENHYDRATE
88	4 g	1 g	12 g

Zutaten

6 Karotten, in Pommesform geschnitten
1 EL Olivenöl
1 Prise Salz
Optional: Knoblauchpulver, getrockneter Thymian

Zubereitung

Ofen auf 200°C Ober-/Unterhitze vorheizen. Ein Backblech mit Backpapier auslegen.

Alle Zutaten in einer Schüssel vermischen und auf dem Blech verteilen.

Für 30 Minuten backen, die Pommes einmal zwischendurch wenden und vor dem Servieren kurz abkühlen lassen.

SÜẞKARTOFFELCHIPS MIT ZIMT

KCAL	FETT	PROTEIN	KOHLENHYDRATE
81	1 g	1 g	17 g

Zutaten

1 große Süßkartoffel, geschält und in Scheiben geschnitten
1 TL Olivenöl
¼ TL Zimt
1 Prise jodfreies Salz

Zubereitung

Heize den Ofen auf 200°C Ober-/Unterhitze vor und lege einen Gitterrost mit Backpapier aus.

Mische die Süßkartoffeln mit den restlichen Zutaten und verteile sie auf dem Gitterrost.

Backe die Chips für 30 Minuten, bis die gewünschte Knusprigkeit erreicht ist.

Lass sie vor dem Servieren kurz abkühlen.

Du kannst auch anderes Wurzelgemüse wie Karotten, Pastinaken oder Rote Bete verwenden. Wenn du die Chips weniger süß magst, lass einfach den Zimt weg.

KAROTTEN-PASTINAKEN-PÜREE

KCAL	FETT	PROTEIN	KOHLENHYDRATE
147	7 g	2 g	19 g

Zutaten

4 Karotten, geschält und gewürfelt
1 Pastinake, geschält und gewürfelt
1 EL Kokosöl
1 Prise jodfreies Salz

Zubereitung

Koche die Gemüsewürfel für 20 Minuten, bis sie weich sind.

Gib das Gemüse in einen Mixer mit dem Öl und püriere es, bis die gewünschte Konsistenz erreicht ist (eventuell musst du etwas Wasser dazugeben). Du kannst es auch in einer Schüssel mit einem Kartoffelstampfer pürieren.

BALSAMICO-PILZE

KCAL	FETT	PROTEIN	KOHLENHYDRATE
120	7 g	5 g	10 g

Zutaten

Marinade:
1 EL Olivenöl
2 EL Balsamicoessig
1 Knoblauchzehe, gehackt
1 Prise jodfreies Salz

150 g Pilze, z.B. Champignons, halbiert
½ Zwiebel, dünn geschnitten

Zubereitung

Heize den Ofen auf 200°C Ober-/Unterhitze vor.

Vermische die Zutaten für die Marinade.

Vermenge Zwiebeln und Pilze mit der Marinade und mische alles gut durch.

Gib die Pilze in eine Auflaufform und backe alles für 20 Minuten. Abschließend einmal gut durchmischen.

GERÖSTETES GEMÜSE

KCAL	FETT	PROTEIN	KOHLENHYDRATE
148	8 g	7 g	12 g

Zutaten

1 EL Olivenöl
1 kleine Zwiebel, in Ringe geschnitten
6 Pilze, geschnitten
250 g Spargel, in Stücke geschnitten
250 g grüne Bohnen, geschnitten
1 Prise jodfreies Salz
Pfeffer

Zubereitung

Öl in einer Pfanne erwärmen und das gesamte Gemüse bei mittlerer Hitze für 10 Minuten anrösten. Mit Salz und Pfeffer abschmecken.

GERÖSTETES WURZELGEMÜSE

KCAL	FETT	PROTEIN	KOHLENHYDRATE
141	9 g	1 g	14 g

Zutaten

300 g Wurzelgemüse (z.B. Rüben, Karotten, Pastinaken, Süßkartoffeln, Rote Bete, Knollensellerie)
2 EL Olivenöl
1 TL gemischte getrocknete Kräuter (z.B. Thymian, Rosmarin, Basilikum)
1 Prise jodfreies Salz
Pfeffer

Zubereitung

Heize den Ofen auf 170°C Ober-/Unterhitze vor.

Vermische das Gemüse mit Öl und Kräutern und gib es in eine Auflaufform.

Backe das Gemüse für 1 Stunde, bis es weich ist.

GEBACKENE SÜẞKARTOFFELN MIT SPECK

KCAL	FETT	PROTEIN	KOHLENHYDRATE
341	29 g	7 g	13 g

Zutaten

100 g Speck, gewürfelt
1 Süßkartoffel, geschält und in Scheiben geschnitten
½ Zwiebel, in dünne Ringe geschnitten
2 TL Kokosöl
1 Prise jodfreies Salz
Pfeffer
1 TL Thymian, gehackt
100 ml Kokosmilch

Zubereitung

Ofen auf 200°C Ober-/Unterhitze vorheizen.

Speck in einer Pfanne für 10 Minuten bei mittlerer Hitze anbraten und auf Küchenpapier abtropfen lassen.

Den Speck mit den anderen Zutaten vermischen und das Gemisch in eine Auflaufform füllen.

Die Süßkartoffeln für 20 Minuten backen, bis die Kartoffeln durch sind.

HEIDELBEER-MOCKTAIL

KCAL	FETT	PROTEIN	KOHLENHYDRATE
46	0 g	1 g	9 g

Zutaten

50 g Heidelbeeren
2 TL frisch gepresster Orangensaft
1 TL Honig
120 ml Heidelbeersaft
400 ml Mineralwasser mit Kohlensäure
2 Rosmarinzweige
2 Zimtstangen

Zubereitung

Heidelbeeren auf Gläser verteilen. Orangensaft und Honig miteinander verrühren und ebenfalls auf die Gläser verteilen.

Jedes Glas mit 60 ml Heidelbeersaft auffüllen, dann mit kaltem Sprudelwasser aufgießen. Jeweils 1 Rosmarinzweig und 1 Zimtstange in die Gläser geben und servieren.

ERDBEEREISTEE

KCAL	FETT	PROTEIN	KOHLENHYDRATE
50	0 g	1 g	9 g

Zutaten

1 Handvoll Minze
2 Beutel Erdbeertee
1 Zimtstange
½ EL Honig
200 g Erdbeeren, halbiert
½ Zitrone, Saft ausgepresst und Schale gerieben
Eiswürfel

Zubereitung

Teebeutel mit der Hälfte der Minze und dem Zimt in eine Kanne geben. Mit 500 ml kochendem Wasser aufgießen, 5 Minuten abkühlen lassen, dann Honig einrühren. Tee für mindestens 2 Stunden in den Kühlschrank stellen.

Eistee aus dem Kühlschrank holen. Erdbeeren, 1 Zitronenschale, Zitronensaft, Eiswürfel und restliche Minze dazu geben, umrühren und kalt servieren.

SALATE

RUCOLASALAT MIT WEINTRAUBEN UND KOKOS

KCAL	FETT	PROTEIN	KOHLENHYDRATE
136	8 g	3 g	13 g

Zutaten

Salat:
60 g Rucola
20 Weintrauben, in Hälften geschnitten
3 Radieschen, geschnitten
2 EL Kokosflocken

Dressing:
40 ml Kokosmilch
Saft einer Zitrone
2 TL Honig oder Ahornsirup
1 Prise jodfreies Salz, Pfeffer

Zubereitung

Zutaten für den Salat in eine Schüssel geben.

Zutaten für das Dressing in den Mixer geben und miteinander vermischen.

Dressing über den Salat gießen und alles miteinander vermischen.

SALAT MIT HUHN UND FEIGEN

KCAL	FETT	PROTEIN	KOHLENHYDRATE
286	14 g	34 g	6 g

Zutaten

Salat:
225 g Hähnchenbrust, gekocht und geschnitten
½ Gurke, gewürfelt
1 kleiner Salatkopf, gehackt
2 Feigen, geschnitten

Dressing:
4 TL Avocadoöl
4 TL Apfelessig
1 Frühlingszwiebel, gehackt
1 EL Dill, gehackt
1 Prise jodfreies Salz
Pfeffer

Zubereitung

Alle Zutaten für den Salat in eine Schüssel geben.

Die Zutaten für das Dressing miteinander vermischen und über den Salat gießen. Alles gut vermischen und kurz rasten lassen.

SALAT MIT HÜHNERSTREIFEN UND SPECK

KCAL	FETT	PROTEIN	KOHLENHYDRATE
450	33 g	32 g	14 g

Zutaten

100 g Kopfsalat, geschnitten
125 g gekochte Hühnerbrust, in Streifen geschnitten
2 Scheiben gekochter Speck, gewürfelt
1 Avocado, gewürfelt
4 EL selbstgemachtes Joghurtdressing

Zubereitung

Verteile den Kopfsalat auf Schüsseln.

Lege Hühnerstreifen, Speck und Avocado darauf und beträufle den Salat mit dem Dressing.

REGENBOGENSALAT MIT HÜHNERSTREIFEN

KCAL	FETT	PROTEIN	KOHLENHYDRATE
365	22 g	26 g	21 g

Zutaten

Salat:
20 g Weißkraut, in Nudelform geraspelt
20 g Rotkraut, in Nudelform geraspelt
2 Karotten, geraspelt
1 EL Koriander, gehackt
1 EL Petersilie, gehackt
2 Frühlingszwiebeln, in Ringe geschnitten
1 Avocado, gewürfelt

125 g gekochte Hühnerbrust, in Streifen geschnitten
4 EL selbstgemachtes grünes Dressing

Zubereitung

Alle Salatzutaten in einer Schüssel vermischen. Auf kleine Schüsseln aufteilen und die Hühnerstreifen und das Dressing darauf verteilen.

SUPPEN UND EINTÖPFE

KÜRBISSUPPE

KCAL	FETT	PROTEIN	KOHLENHYDRATE
300	27 g	4 g	11 g

Zutaten

300 g Kürbis, gewürfelt (z. B. Butternuss)
½ Zwiebel, gehackt
1 Knoblauchzehe, gehackt
1 EL Olivenöl
200 ml selbstgemachte Knochenbrühe
200 ml Kokosmilch
1 Prise jodfreies Salz
Pfeffer
1 EL Schnittlauch, gehackt

Zubereitung

Öl in einem Topf erwärmen, Zwiebel, Knoblauch und Kürbis 5 Minuten bei mittlerer Hitze anschwitzen. Mit der Brühe ablöschen.

Brühe und Kokosmilch beigeben und 30 Minuten bei niedriger Hitze köcheln lassen. Mit Salz und Pfeffer abschmecken und mit Schnittlauch bestreuen.

BROKKOLICREMESUPPE

KCAL	FETT	PROTEIN	KOHLENHYDRATE
366	30 g	10 g	14 g

Zutaten

1 EL Kokosöl
½ Lauch, gehackt
1 Knoblauchzehe, gehackt
300 g Brokkoli, in Röschen geteilt und Stämme abgeschnitten
300 ml selbstgemachte Knochenbrühe
200 ml Kokosmilch
1 Prise jodfreies Salz
Pfeffer
1 EL Petersilie, gehackt

Zubereitung

Öl in einem Topf erwärmen, Lauch beigeben und 5 Minuten bei mittlerer Hitze anschwitzen lassen.

Knoblauch beigeben und glasig anschwitzen.

Brokkoli und Brühe untermischen und 5 Minuten köcheln lassen. Kokosmilch beigeben und kurz aufkochen lassen. Topf von der Herdplatte nehmen.

Suppe mit einem Pürierstab pürieren, mit Salz und Pfeffer abschmecken und mit Petersilie garnieren.

SÜßKARTOFFELSUPPE

KCAL	FETT	PROTEIN	KOHLENHYDRATE
310	22 g	6 g	26 g

Zutaten

2 TL Avocadoöl
½ Zwiebel, gehackt
2 Knoblauchzehen, gehackt
2 Süßkartoffeln, geschält und gewürfelt
1 TL Ingwer, geraspelt
125 ml selbstgemachte Knochenbrühe
400 ml Kokosmilch
1 Prise jodfreies Salz
Pfeffer

Zubereitung

Öl in einem Topf erwärmen und die Zwiebeln 5 Minuten bei mittlerer Hitze anschwitzen. Knoblauch beigeben und 1 weitere Minute anschwitzen.

Alle weiteren Zutaten untermischen, einmal aufkochen lassen und zugedeckt bei niedriger Hitze 20 Minuten kochen lassen.

Herdplatte abdrehen, Suppe mit einem Pürierstab pürieren und mit Salz und Pfeffer abschmecken.

KAROTTEN-BIRNEN-SUPPE MIT INGWER

KCAL	FETT	PROTEIN	KOHLENHYDRATE
244	16 g	8 g	17 g

Zutaten

1 EL Kokosöl
2 Karotten, gewürfelt
1 kleine Zwiebel, gewürfelt
1 kleine Birne, gewürfelt
500 ml selbstgemachte Knochenbrühe
1 Stück Ingwer (ca. 1,5 cm lang), gerieben
1 Prise jodfreies Salz
Pfeffer

Zubereitung

Öl in einem Topf erwärmen und Karotten und Zwiebel 10 Minuten bei mittlerer Hitze dünsten.

Birnen beigeben und mitdünsten, bis die Birnen weich sind.

Mit Brühen übergießen und zum Kochen bringen. Hitze reduzieren und für 15 Minuten köcheln lassen.

Ingwer untermengen und Topf von der Herdplatte nehmen. Suppe mit dem Pürierstab pürieren. Mit Salz und Pfeffer abschmecken.

GEMÜSESUPPE

KCAL	FETT	PROTEIN	KOHLENHYDRATE
155	4 g	10 g	20 g

Zutaten

2 TL Avocadoöl
1 Zwiebel, gehackt
1 Selleriestange, gewürfelt
1 l selbstgemachte Knochenbrühe
40 g Kohl, geschnitten
300 g Pilze, geschnitten
1 Pastinake, geschält und gewürfelt
3 Karotte, gewürfelt
2 EL Petersilie, gehackt
1 Prise jodfreies Salz
Pfeffer

Zubereitung

Öl in einem Topf erwärmen und die Zwiebeln und Sellerie 5 Minuten bei mittlerer Hitze anschwitzen.

Die restlichen Zutaten untermischen und für 25 Minuten bei niedriger Hitze abgedeckt köcheln lassen.

Mit Salz und Pfeffer abschmecken und servieren.

GEMÜSECURRY MIT BLUMENKOHLREIS

KCAL	FETT	PROTEIN	KOHLENHYDRATE
470	20 g	8 g	40 g

Zutaten

2 TL Avocadoöl
1 Zwiebel, gehackt
3 Knoblauchzehen, gehackt
½ Ingwer, gerieben
½ TL Kurkuma
1 Zucchini, gewürfelt
250 g Champignons, gewürfelt
200 ml Kokosmilch
100 ml selbstgemachte Knochenbrühe
1 Prise jodfreies Salz
60 g selbstgemachter Blumenkohlreis

Zubereitung

Erwärme das Öl in einem Topf und schwitze die Zwiebel 5 Minuten glasig bei mittlerer Hitze an.

Knoblauch, Ingwer und Kurkuma untermischen und zu einer Paste rühren.

Zucchini und Pilze untermischen und für 5 Minuten kochen.

Kokosmilch, Brühe und Salz beigeben, kurz aufkochen lassen, dann bei niedriger Hitze köcheln lassen, bis das Curry dicker wird. Ab und zu umrühren.

Curry mit dem Blumenkohlreis servieren.

CREMIGE GEMÜSESUPPE MIT SCHRIMPS

KCAL	FETT	PROTEIN	KOHLENHYDRATE
530	45 g	17 g	20 g

Zutaten

2 TL Olivenöl
1 kleine Zwiebel, gehackt
1 Karotte, gewürfelt
1 Selleriestange, gewürfelt
1 Prise jodfreies Salz
125 g Schrimps, geschält und ohne Darm, halbiert
2 Knoblauchzehen, gehackt
1 EL Ingwer, gerieben
125 ml selbstgemachte Knochenbrühe
400 ml Kokosmilch
2 EL Koriander, gehackt

Zubereitung

Olivenöl in einem Topf erwärmen und Zwiebel, Karotten, Sellerie und Salz glasig bei niedriger Hitze 10 Minuten anschwitzen.

Schrimps und Knoblauch untermengen und 3 Minuten anschwitzen.

Mit Brühe aufgießen und für 5 Minuten köcheln lassen.

Kokosmilch einrühren und Suppe aufkochen. Koriander untermischen und bei niedriger Hitze 20 bis 30 Minuten köcheln lassen.

Suppe mit dem Pürierstab pürieren und servieren.

HÜHNERSUPPE

KCAL	FETT	PROTEIN	KOHLENHYDRATE
140	4 g	20 g	6 g

Zutaten

500 ml selbstgemachte Knochenbrühe
1 Karotte, gewürfelt
1 Selleriestange, gewürfelt
1 kleine Zwiebel, gewürfelt
1 Hähnchenbrust
1 Prise jodfreies Salz
Pfeffer
1 EL Schnittlauch, gehackt

Zubereitung

Gemüse und Hähnchen zusammen mit der Brühe in einem Topf zum Kochen bringen.

Bei mittlerer bis niedriger Hitze 30 Minuten köcheln lassen, bis das Gemüse weich ist und du das Fleisch auseinanderfällt.

Das Fleisch mit einer Gabel zerteilen und Kräuter und Gewürze beigeben.

GEMÜSEEINTOPF MIT FORELLE

KCAL	FETT	PROTEIN	KOHLENHYDRATE
190	8 g	20 g	9 g

Zutaten

1 EL Olivenöl
½ kleiner Kopf Spitzkohl, in Nudelform geschnitten
2 Frühlingszwiebeln, geschnitten
2 Karotten, gewürfelt
100 g Knollensellerie, gewürfelt
200 g grüner Spargel, geschnitten
250 ml selbstgemachte Knochenbrühe
1 Prise jodfreies Salz
Pfeffer
1 Lorbeerblatt
120 g Forellenfilet, in Stücke geschnitten
50 g Rucola

Zubereitung

Öl in einem Topf erhitzen. Spitzkohl, Zwiebeln, Sellerie, Karotten und Spargel zugeben und 5 Minuten bei mittlerer Hitze andünsten.

Mit Brühe ablöschen, salzen, pfeffern, Lorbeerblatt und Forelle beigeben. 20 Minuten bei niedriger Hitze köcheln lassen.

Herdplatte abdrehen, Lorbeerblatt herausnehmen, Rucola untermischen und auf Suppenteller aufteilen.

HÜHNERSUPPE MIT SPINAT UND ZITRONE

KCAL	FETT	PROTEIN	KOHLENHYDRATE
210	6 g	30 g	10 g

Zutaten

2 TL Olivenöl
225 g Hähnchenbrust, in Würfel geschnitten
½ Zwiebel, gewürfelt
2 Selleriestangen, gewürfelt
1 Karotte, gewürfelt
2 Knoblauchzehen gehackt
500 ml selbstgemachte Knochenbrühe
1 Lorbeerblatt
1 TL Thymian, gehackt
1 EL Zitronensaft
100 g Babyspinat
1 Prise jodfreies Salz
Pfeffer

Zubereitung

Olivenöl in einem Topf erwärmen und das Fleisch bei mittlerer Hitze 8 Minuten anbraten, bis es goldbraun ist.

Zwiebel beigeben und für ein paar Minuten glasig anschwitzen.

Sellerie, Karotten und Knoblauch untermischen und für ein paar weitere Minuten anschwitzen.

Mit Brühe aufgießen, Lorbeer und Zitronensaft in die Suppe geben und einmal aufkochen lassen.

Auf niedriger Hitze 1 Stunde köcheln lassen.

Suppe aufkochen lassen, Spinat untermischen und für weitere 10 Minuten bei niedriger Hitze köcheln lassen. Lorbeerblatt herausnehmen und servieren.

TOSKANISCHE SUPPE

KCAL	FETT	PROTEIN	KOHLENHYDRATE
600	32 g	27 g	52 g

Zutaten

2 TL Olivenöl
225 g Hackfleisch
2 Knoblauchzehen, gehackt
½ Zwiebel, gewürfelt
500 ml selbstgemachte Knochenbrühe
1 Süßkartoffel, geschält und gewürfelt
60 g Kohl, geschnitten
125 ml Kokosmilch
1 Prise jodfreies Salz
Pfeffer

Zubereitung

Öl und Hackfleisch in einem Topf erwärmen und für 5 Minuten bei mittlerer Hitze braten, bis das Fleisch braun ist.

Knoblauch und Zwiebel beigeben und für 3 Minuten glasig anschwitzen.

Brühe und Süßkartoffeln untermischen und zum Kochen bringen. Die Suppe 20 Minuten bei niedriger Hitze köcheln lassen.

Kohl untermischen, bis er zusammenfällt. Dann Kokosmilch unterrühren, Suppe kurz aufkochen lassen und mit Salz und Pfeffer abschmecken.

Curry mit dem Blumenkohlreis servieren.

HÜHNEREINTOPF

KCAL	FETT	PROTEIN	KOHLENHYDRATE
681	53 g	27 g	24 g

Zutaten

1 TL Olivenöl
1 kleiner Lauch, gehackt
1 Knoblauchzehe, gehackt
150 g Hühnerbrust, in Stücke geschnitten
250 ml selbstgemachte Knochenbrühe
300 ml Kokosmilch
1 TL Zitronensaft
100 g Blumenkohlröschen
1 kleine Selleriestange, gewürfelt
1 kleine Süßkartoffel, geschält und gewürfelt
1 Prise jodfreies Salz
Pfeffer
1 EL Petersilie, gehackt

Zubereitung

Öl in einem Topf erwärmen und Lauch für 5 Minuten anschwitzen, danach Hähnchen beigeben und für weitere 5 Minuten goldbraun anbraten.

Knoblauch untermengen, dann Brühe, Kokosmilch, Zitronensaft und Gemüse untermischen und aufkochen lassen. Hitze reduzieren und für 15 Minuten köcheln lassen.

Mit Salz und Pfeffer abschmecken und mit Petersilie bestreuen.

RINDSGULASCH

KCAL	FETT	PROTEIN	KOHLENHYDRATE
258	10 g	30 g	12 g

Zutaten

450 g Rindfleisch, gewürfelt (Wade, Hals, Schulter)
2 EL Maniokmehl (oder ein anderes Mehl, das du verträgst, z.B. Kokosmehl)
1 Prise jodfreies Salz
1 EL Olivenöl
1 Karotte, gewürfelt
1 kleine Zwiebel, gewürfelt
2 Selleriestangen, gewürfelt
1 Pastinake, geschält und gewürfelt
120 g Champignons, geschnitten
1 EL gemischte, getrocknete Kräuter (z.B. Petersilie, Oregano, Majoran)
500 ml selbstgemachte Knochenbrühe
1 Prise Pfeffer

Zubereitung

Mische Mehl und Salz und bedecke die Fleischstücke damit.

Erwärme Öl in einer Pfanne oder in einem normalen Topf und brate das Fleisch bei mittlerer Hitze braun an.

Gib das Fleisch entweder in den Schongarer oder lass es im normalen Topf. Gib Gemüse und Kräuter bei, dann die Brühe.

Lass das Gulasch 2 bis 3 Stunden im normalen Topf oder 8 Stunden im Schongarer kochen. Schmecke das Gulasch mit Salz und Pfeffer ab.

Wenn du mehr machst, lässt sich das Gulasch ein paar Tage im Kühlschrank oder länger im Tiefkühler aufbewahren.

LAMMEINTOPF

KCAL	FETT	PROTEIN	KOHLENHYDRATE
345	13 g	25 g	30 g

Zutaten

1 EL Olivenöl
225 g Lammfleisch für Gulasch (Schulter oder Haxe), in Würfel geschnitten
1 Prise jodfreies Salz
1 große Süßkartoffel, geschält und gewürfelt
1 kleine Zwiebel, gewürfelt
2 Karotten, gewürfelt
2 Selleriestangen, gewürfelt
2 Knoblauchzehen, gehackt
350 ml selbstgemachte Knochenbrühe
1 Lorbeerblatt
20 g Kohl, geschnitten
1 EL Petersilie, gehackt

Zubereitung

Öl in einem Topf erhitzen, Fleisch salzen und bei mittlerer Hitze 5 Minuten anbraten, bis es braun wird.

Gemüse beigeben und für 3 Minuten anschwitzen.

Mit Gemüsebrühe aufgießen und Lorbeerblatt in den Topf geben.

Eintopf einmal aufkochen lassen, dann bei niedriger Hitze 45 Minuten köcheln lassen.

Kohl untermischen und köcheln, bis er zusammenfällt.

Lorbeerblatt entfernen und mit Petersilie bestreuen.

HAUPTGERICHTE

GEMÜSEPFANNE

KCAL	FETT	PROTEIN	KOHLENHYDRATE
120	4 g	4 g	18 g

Zutaten

2 TL Olivenöl
½ Zwiebel, gehackt
1 Pastinake, geschält und gewürfelt
2 Knoblauchzehen, gehackt
1 Karotte, gehackt
70 g Erbsen
2 EL selbstgemachte Knochenbrühe
½ TL Ingwer, gerieben
½ TL Kurkuma
1 Prise jodfreies Salz
Pfeffer
60 g Babyspinat

Zubereitung

Öl in einer Pfanne erwärmen und Zwiebel bei mittlerer Hitze 5 Minuten anschwitzen.

Alle weiteren Zutaten bis auf den Spinat untermengen und 15 Minuten köcheln lassen, bis das Gemüse weich ist.

Spinat untermengen und köcheln lassen, bis er zusammenfällt. Mit Salz und Pfeffer abschmecken.

SPAGHETTIKÜRBIS MIT ZWIEBELN UND PILZEN

KCAL	FETT	PROTEIN	KOHLENHYDRATE
187	11 g	6 g	21 g

Zutaten

½ Spaghettikürbis
1 Zwiebel, in Streifen geschnitten
2 EL Kokosbutter
250 g Pilze, geschnitten
20 g Kohl, geschnitten
1 EL Petersilie, gehackt
1 Prise jodfreies Salz
Pfeffer

Zubereitung

Ofen auf 200°C Ober-/Unterhitze vorheizen. Backblech mit Backpapier auslegen.

Kerne aus dem Kürbis löffeln und den Kürbis auf das Blech legen (mit der Schale nach oben). Den Kürbis für 40 Minuten backen, bis er weich ist.

Fett in einer Pfanne erwärmen, Zwiebeln für 5 Minuten bei mittlerer Hitze anbraten. Pilze beigeben und weitere 5 Minuten anbraten, dann den Kohl untermengen und alles anschwitzen, bis die Zwiebeln goldbraun sind.

Kürbis abkühlen lassen. Du kannst das Fruchtfleisch mit einer Gabel herauskratzen, damit Spaghetti entstehen. Die Kürbisspaghetti in die Pfanne geben, dann mit Petersilie, Salz und Pfeffer würzen.

Alles gut durchmischen und wie Spaghetti servieren.

GEBACKENER HEILBUTT

KCAL	FETT	PROTEIN	KOHLENHYDRATE
300	20 g	3 g	4 g

Zutaten

225 g Heilbuttfilet
1 Prise jodfreies Salz
1 EL Olivenöl
½ TL Thymian, gehackt
½ TL Dill, gehackt
1 EL Kokosbutter
1 EL Schnittlauch, gehackt

Zubereitung

Ofen auf 175°C Ober-/Unterhitze vorheizen.

Heilbutt salzen. Olivenöl in einer ofenfesten Pfanne erwärmen und den Heilbutt für 4 Minuten auf einer Seite anbraten. Umdrehen und Thymian, Dill und Kokosbutter untermengen.

Die Pfanne in den Ofen stellen und den Fisch für 8 Minuten backen. Wenn du keine ofenfeste Pfanne hast, einfach in eine Auflaufform geben.

Aus dem Ofen holen, kurz abkühlen lassen und mit Schnittlauch bestreuen.

ZITRONENFORELLE MIT BROKKOLI

KCAL	FETT	PROTEIN	KOHLENHYDRATE
155	4 g	23 g	7 g

Zutaten

300 g Brokkoliröschen
2 TL Olivenöl
1 TL gemischte, getrocknete Kräuter
½ TL Knoblauchpulver
½ TL Zwiebelpulver
1 Prise jodfreies Salz
225 g Forellenfilets
½ Zitrone, in Scheiben geschnitten

Zubereitung

Heize den Ofen auf 175°C Ober-/Unterhitze vor. Lege ein Backblech mit Alufolie aus.

Lege den Brokkoli auf das Backblech und beträufle ihn mit Olivenöl und der Hälfte der Kräuter, des Knoblauchpulvers, des Zwiebelpulvers und des Salzes. Vermenge den Brokkoli mit einem Pfannenwender gut mit dem Öl und den Gewürzen.

Backe das Gemüse für 10 Minuten.

Bestreue den Fisch mit den restlichen Gewürzen und Kräutern. Lege die Zitronenscheiben auf den Fisch und den Fisch zum Brokkoli.

Backe den Fisch und den Brokkoli für weitere 15 Minuten.

FORELLE MIT ROTER BETE

KCAL	FETT	PROTEIN	KOHLENHYDRATE
422	22 g	44 g	12 g

Zutaten

2 Knollen Rote Bete
1 EL Kokosöl
300 ml selbstgemachte Knochenbrühe
1 EL Zitronensaft
2 Forellenfilets
1 Prise jodfreies Salz
Pfeffer
2 EL Petersilie, gehackt

Zubereitung

Ofen auf 200°C Ober-/Unterhitze vorheizen.

Lege die Rüben auf Alufolie, beträufle sie mit Öl und umschließe sie mit der Alufolie.

Backe sie für 1 Stunde, entferne die Folie danach und lass sie abkühlen.

Erhitze die Knochenbrühe und den Zitronensaft, während die Bete abkühlt, und leg die Fischfilets in die Brühe. Lass die Filets bei niedriger Hitze für 10 Minuten köcheln. Schmecke den Fisch und die Rote Bete mit Salz und Pfeffer ab und garniere sie mit Petersilie.

LACHS MIT HONIG UND INGWER

KCAL	FETT	PROTEIN	KOHLENHYDRATE
335	18 g	22 g	22 g

Zutaten

2 EL Honig
2 EL frisch gepresster Orangensaft
1 EL Zitronensaft
1 Knoblauchzehe, gehackt
1 Stück Ingwer (ca. 1 cm), gerieben
225 g Lachsfilet
1 Prise jodfreies Salz

Zubereitung

Heize den Ofen auf 160°C Ober-/Unterhitze vor. Lege ein Backblech mit Alufolie aus.

Vermische Honig, Orangensaft, Zitronensaft, Knoblauch und Ingwer in einem kleinen Topf und lass das Gemischt bei mittlerer Hitze ein paar Minuten köcheln. Siebe die Flüssigkeit ab.

Gib die Lachsfilets in einen flachen Behälter und gieße die Marinade darüber. Lass sie für 10 Minuten marinieren.

Behalte die Marinade auf, leg die Lachsfilets mit der Haut nach unten auf das Blech mit Alufolie. Backe den Fisch für 10 Minuten und pinsle ihn danach mit mehr Marinade ein. Erhöhe die Hitze auf 200°C, bis die Marinade karamellisiert. Hol das Gericht aus dem Ofen und genieße es warm.

LACHSPUFFER MIT GERÖSTETEM ROSENKOHL

KCAL	FETT	PROTEIN	KOHLENHYDRATE
315	20 g	25 g	12 g

Zutaten

Für den Rosenkohl:
250 g Rosenkohl
1 EL Avocadoöl
1 Prise jodfreies Salz
Pfeffer

Für die Puffer:
2 Frühlingszwiebel, gehackt
1 TL Rosmarin, gehackt
1 Prise jodfreies Salz
Pfeffer
225 g Lachsfilet, ohne Haut
2 TL Avocadoöl

Zubereitung

Ofen auf 200°C Ober-/Unterhitze vorheizen. Ein Backblech mit Backpapier auslegen.

Alle Zutaten für den Rosenkohl vermischen und auf dem Backblech verteilen. Für 30 bis 40 Minuten rösten.

Währenddessen alle Zutaten bis auf das Öl in einem Mixer zu einer cremigen Masse mixen. Mit feuchten Händen Puffer aus der Masse formen.

Öl in einer Pfanne erhitzen und die Puffer darin auf beiden Seiten jeweils 4 Minuten anbraten.

Puffer mit dem Rosenkohl servieren.

LAMM-SPIEßE MIT MINZ-JOGHURT-SAUCE

KCAL	FETT	PROTEIN	KOHLENHYDRATE
410	30 g	20 g	17 g

Zutaten

Holzspieße
Öl für den Grill
225 g Lammfleisch (Schenkel), in Würfel geschnitten
1 Apfel, geschält und in Würfel geschnitten
1 Prise jodfreies Salz
2 TL Olivenöl
125 ml selbstgemachtes Joghurtdressing
20 g Minze

Zubereitung

Fleischwürfel abwechselnd mit den Apfelstücken auf die Spieße stecken. Mit Salz bestreuen und Öl beträufeln.

Grillgitter (oder eine Pfanne) mit Öl einpinseln und Grill anheizen.

Spieße auf den Grill legen und auf beiden Seiten jeweils 3 Minuten grillen.

Spieße in Alufolie einwickeln und 10 Minuten ruhen lassen. Minze mit Joghurtdressing in einem Mixer vermengen und mit den ausgepackten Spießen servieren.

HÄHNCHENSPIEßE MIT SALAT

KCAL	FETT	PROTEIN	KOHLENHYDRATE
249	5 g	27 g	24 g

Zutaten

Spieße:
Holzspieße
250 g Hähnchenbrust, gewürfelt
1 TL Zitronensaft
1 TL Honig
1 Prise jodfreies Salz
Pfeffer

Salat:
100 g Rot- oder Weißkraut, gerieben
100 g Karotten, gerieben
100 g Brokkoli, gerieben
½ Zwiebel, gehackt
1 TL Honig
1 EL Kokosmilch
1 EL Zitronensaft
1 Prise jodfreies Salz
Pfeffer

Zubereitung

Zitronensaft, Honig, Salz und Pfeffer in einem Gefäß vermischen und die Fleischstücke hineinlegen. Mit dem Deckel verschließen, schütteln und für 2 Stunden marinieren lassen.

Kraut, Karotten, Brokkoli und Zwiebel in einer Schüssel mischen.

Honig, Kokosmilch, Zitronensaft, Salz und Pfeffer zu einem Dressing verrühren und über den Salat gießen. Gut durchmischen und in den Kühlschrank stellen.

Salat aus dem Kühlschrank nehmen, Grill oder Pfanne erhitzen.

Fleisch auf die Spieße stecken und auf dem Grill oder in der Pfanne bei mittlerer Hitze anbraten, bis die Stücke braun sind. Ab und zu wenden.

Mit dem Salat servieren.

HÄHNCHEN-GEMÜSE-SPIEßE

KCAL	FETT	PROTEIN	KOHLENHYDRATE
201	5 g	17 g	22 g

Zutaten

Marinade:
2 EL Zitronensaft
1 EL Olivenöl
1 Knoblauchzehe, gehackt
1 TL getrocknete Kräuter (z.B. Thymian)
Spieße:
Holzspieße
125 g Hähnchenbrust, in Würfel geschnitten
½ Zucchini, in Würfel geschnitten
½ Ananas, in Würfel geschnitten
120 g Champignons, in Hälften geschnitten
½ Zwiebel, in Würfel geschnitten

Zubereitung

Die Zutaten für die Marinade in einer Schüssel vermischen. Die Hähnchenwürfel darin eine Stunde im Kühlschrank marinieren lassen.

Hähnchen aus der Marinade nehmen, Gemüse kurz in die Marinade tunken.

Hähnchen abwechselnd mit Gemüse- und Ananasstücken auf die Spieße stecken.

In einer Pfanne oder auf dem Grill für 10 Minuten anbraten, bis alles durchgebraten ist.

GEBACKENE HÜHNERFLÜGEL

KCAL	FETT	PROTEIN	KOHLENHYDRATE
270	18 g	21 g	4 g

Zutaten

Öl für das Blech
250 g Hühnerflügel
250 ml selbstgemachte Kräutersauce

Zubereitung

Ofen auf 220°C Ober-/Unterhitze vorheizen. Ein Backblech mit Alufolie auslegen und die Folie mit Öl einpinseln.

Hühnerflügel mit der Hälfte der Sauce vermischen.

Die Flügel auf dem Blech verteilen und für eine halbe Stunde backen.

Mit der restlichen Sauce als Dip servieren.

HÜHNERKEULEN MIT BLUMENKOHL UND INGWER

KCAL	FETT	PROTEIN	KOHLENHYDRATE
505	45 g	14 g	11 g

Zutaten

Marinade:
1 TL Olivenöl
1 kleine Zwiebel, gehackt
1 Knoblauchzehe, gehackt
½ TL Ingwer, gerieben
2 EL Zitronensaft
1 TL Honig
1 Prise jodfreies Salz
Pfeffer
2 Hühnerkeulen
250 g Blumenkohl, in Röschen geteilt

Zubereitung

Heize den Ofen auf 200°C Ober-/Unterhitze vor.

Gib die Hühnerkeulen und den Blumenkohl in eine Schüssel.

Mische alle Zutaten für die Marinade und gieße sie über Blumenkohl und Hühnerkeulen. Vermische alles gut.

Leere den Blumenkohl in eine Auflaufform und leg die Hühnerkeulen darauf. Bedecke die Auflaufform mit Alufolie und backe alles für 15 Minuten. Entferne die Alufolie und backe Hühnchen und Blumenkohl für weitere 10 Minuten.

Schmecke alles vor dem Servieren mit Salz und Pfeffer ab.

HÜHNERSTREIFEN MIT KAROTTEN UND KURKUMA

KCAL	FETT	PROTEIN	KOHLENHYDRATE
200	5 g	27 g	13 g

Zutaten

2 TL Olivenöl
½ TL Honig
225 g Hühnerbrust, geschnitten
½ Zwiebel, in Streifen geschnitten
2 Karotten, klein gewürfelt
¼ TL Kurkuma
1 Prise jodfreies Salz

Zubereitung

Ofen auf 175°C Ober-/Unterhitze vorheizen. Ein Backblech mit Alufolie auslegen.

Hühnchen, Zwiebeln und Karotten auf dem Blech verteilen. Mit Kurkuma und Salz bestreuen.

Olivenöl und Honig vermischen und über die Hühnerstreifen träufeln.

Für 20 Minuten backen

MARINIERTES HÜHNCHEN MIT WURZELGEMÜSE

KCAL	FETT	PROTEIN	KOHLENHYDRATE
360	20 g	27 g	18 g

Zutaten

Für die Marinade:
40 ml Balsamicoessig
40 ml Avocadoöl
1 EL Honig
½ TL Knoblauchpulver
½ TL jodfreies Salz

Für Huhn und Gemüse:
2 Hähnchenbrüste, ohne Haut
1 Karotte, gewürfelt
1 Pastinake, geschält und gewürfelt
1 kleine Rote Bete, gewürfelt

Zubereitung

Alle Zutaten für die Marinade mischen.

Hühnchen und Gemüse in eine Schüssel geben und mit der Marinade übergießen. Alles gut vermischen und für 30 Minuten stehen lassen.

Ofen auf 200°C Ober-/Unterhitze vorheizen. Ein Backblech mit Backpapier auslegen. Hühnchen und Gemüse darauf verteilen und für 20 Minuten backen. Marinade aufheben.

Blech aus dem Ofen holen und Huhn und Gemüse mit mehr Marinade begießen. Für weitere 10 Minuten backen.

HUHN FLORENTINE

KCAL	FETT	PROTEIN	KOHLENHYDRATE
250	8 g	30 g	17 g

Zutaten

225 g Hühnerbrust, in zwei Stücke geteilt und dünn geklopft
30 g Maniokmehl
2 TL Kokosöl
2 Frühlingszwiebel, in Ringe geschnitten
100 g Babyspinat
1 Prise jodfreies Salz
Pfeffer
2 EL selbstgemachte Brühe
180 ml selbstgemachte Blumenkohlsauce

Zubereitung

Die Hühnchenstücke mit Mehl bedecken.

Öl in einer Pfanne erwärmen und das Hühnchen jeweils 3 Minuten auf beiden Seiten bei mittlerer Hitze anbraten.

Zwiebel beigeben und glasig für 3 Minuten anschwitzen.

Spinat, Salz und 1 EL Brühe untermischen und kochen, bis der Spinat zusammenfällt. Auf Teller aufteilen.

Die Sauce und die restliche Brühe in die Pfanne geben und für 3 Minuten köcheln lassen. Die Sauce über dem Huhn verteilen.

SPAGHETTIKÜRBIS MIT SPINAT-FLEISCH-BÄLLCHEN

KCAL	FETT	PROTEIN	KOHLENHYDRATE
375	18 g	25 g	35 g

Zutaten

½ Spaghettikürbis
30 g Babyspinat
½ Zwiebel, gehackt
1 Prise jodfreies Salz
Pfeffer
225 g Hackfleisch
125 g selbstgemachte Guacamole

Zubereitung

Ofen auf 200°C Ober-/Unterhitze vorheizen. Zwei Backbleche mit Backpapier auslegen.

Kerne aus dem Kürbis löffeln und den Kürbis auf ein Backblech legen (mit der Schale nach oben). Für 40 Minuten backen, bis der Kürbis weich ist.

Währenddessen Spinat, Zwiebel, Salz und Pfeffer in einem Mixer zu einem Püree mixen.

Hackfleisch und Püree in einer Schüssel vermischen. Bällchen mit feuchten Händen aus der Masse formen und sie auf das zweite Backblech legen. Die Bällchen für 15 Minuten backen.

Kürbis aus dem Ofen holen. Du kannst das Fruchtfleisch mit einer Gabel herauskratzen, damit Spaghetti entstehen. Mit der Guacamole vermischen. Fleischbällchen aus dem Ofen holen und mit den Kürbisspaghetti servieren.

SÜßKARTOFFELPFANNE MIT HACKFLEISCH

KCAL	FETT	PROTEIN	KOHLENHYDRATE
245	9 g	25 g	16 g

Zutaten

1 TL Olivenöl
1 Süßkartoffel, geschält und gewürfelt
150 g Champignons, gewürfelt
½ Zwiebel, gehackt
400 g Hackfleisch
50 g Babyspinat
1 Prise jodfreies Salz
Pfeffer

Zubereitung

Olivenöl in einer Pfanne erwärmen, Süßkartoffeln für 5 Minuten bei mittlerer Hitze anbraten. Champignons und Zwiebel beigeben, für 3 Minuten braten.

Hackfleisch untermengen und anbraten, bis das Fleisch durch ist.

Spinat untermengen und kochen, bis er zusammenfällt.

Mit Salz und Pfeffer abschmecken und servieren.

GLASIERTER SCHINKEN MIT WURZELGEMÜSE UND BIRNEN

KCAL	FETT	PROTEIN	KOHLENHYDRATE
170	4 g	27 g	7 g

Zutaten

Für 8 Portionen:
225 g Wurzelgemüse, klein gewürfelt oder geschnitten (z.B. Karotten, Pastinaken, Rüben)
225 g Birnen, in Scheiben geschnitten
1 ganzer Schinken (ca. 1 kg), Bio, ohne Zusatzstoffe
120 ml Balsamicoessig
1 EL Kokoszucker

Zubereitung

Ofen auf 150°C Ober-/Unterhitze vorheizen.

Gemüse und Birnen in eine große Auflaufform geben. Schinken in die Mitte setzen.

Essig mit Zucker vermischen und über den Schinken gießen.

Den Schinken für 2 Stunden backen und nach kurzem Abkühlen in Scheiben schneiden.

SCHWEINEKOTELETTE MIT BALSAMICOZWIEBELN

KCAL	FETT	PROTEIN	KOHLENHYDRATE
482	38 g	27 g	8 g

Zutaten

1 EL Avocadoöl
750 g Kotelettfleisch
½ TL getrockneter Rosmarin
1 Zwiebel, in dicke Ringe geschnitten
½ TL getrockneter Oregano
1 EL Balsamicoessig
½ TL Honig
1 Prise jodfreies Salz
Pfeffer

Zubereitung

Das Fleisch mit Rosmarin, Salz und Pfeffer würzen.

Öl in einer Pfanne erwärmen und Fleisch auf beiden Seiten bei mittlerer Hitze 10 Minuten braten. Aus der Pfanne nehmen und warm halten.

Die Zwiebeln für 7 Minuten in der Pfanne bei mittlerer Hitze braten. Oregano, Balsamico, Honig, Salz und Pfeffer beimischen und alles gut vermengen.

Kotlettestücke auf Teller legen und mit den Zwiebeln bedecken.

PULLED PORK

KCAL	FETT	PROTEIN	KOHLENHYDRATE
225	14 g	20 g	4 g

Zutaten

225 g Schweinefleisch (von der Schulter), in Würfel geschnitten
2 EL Koriander, gehackt
½ TL getrockneter Oregano
1 Zwiebel, gehackt
2 Knoblauchzehen, gehackt
1 EL Zitronensaft
1 EL Grapefruitsaft
½ TL jodfreies Salz

Zubereitung

Alle Zutaten in einen Schongarer geben und alles 4 Stunden lang auf hoher Stufe kochen.

Das Fleisch mit der Gabel in faserige Streifen zerteilen.

SCHWEINSFILET MIT SAUERKRAUT

KCAL	FETT	PROTEIN	KOHLENHYDRATE
185	4 g	23 g	14 g

Zutaten

250 g Wurzelgemüse, klein gewürfelt (z.B. Karotten, Rote Bete, Pastinaken)
225 g Schweinsfilet
1 Prise jodfreies Salz
¼ TL Knoblauchpulver
¼ TL Zwiebelpulver
½ TL gemischte, getrocknete Kräuter
250 g selbstgemachtes Sauerkraut
100 ml selbstgemachte Knochenbrühe

Zubereitung

Gib das Gemüse in einen Schongarer, lege das Schweinsfilet darauf. Streue die Gewürze und Kräuter darüber, zum Schluss das Sauerkraut und die Brühe.

Decke den Schongarere ab und lass das Gericht für 3 Stunden auf hoher Stufe kochen. Schneide das Schweinsfilet in Scheiben und serviere es mit dem Gemüse.

SCHWEINSFILET MIT ÄPFELN UND FENCHEL

KCAL	FETT	PROTEIN	KOHLENHYDRATE
266	7 g	22 g	30 g

Zutaten

2 säuerliche Äpfel, in Scheiben geschnitten
½ Fenchel, in Scheiben geschnitten
225 g Schweinsfilet, im Ganzen
1 Prise jodfreies Salz
2 TL Olivenöl

Zubereitung

Heize den Ofen auf 175°C Ober-/Unterhitze vor.

Lege die Äpfel und den Fenchel in eine Auflaufform. Platziere die Schweinsfilets darüber, salze alles und beträufle alles mit Öl.

Bedecke die Auflaufform mit einem passenden Deckel oder einer Alufolie. Backe für 45 Minuten.

Hole die Form aus dem Ofen und lass Fleisch, Äpfel und Fenchel 10 Minuten abgedeckt ziehen.

Schneide das Fleisch in Scheiben und serviere es mit den Äpfeln und Fenchel. Beträufle alles mit dem Sud.

DESSERTS

ERDBEEREN MIT KOKOSJOGHURT

KCAL	FETT	PROTEIN	KOHLENHYDRATE
233	5 g	14 g	33 g

Zutaten

170 g Erdbeeren, in Stücke geschnitten
250 ml selbstgemachter Kokosjoghurt
15 g Proteinpulver
2 EL Zitronensaft
1 EL Ahornsirup

Zubereitung

Gib die Erdbeeren in Schüsseln.

Mische die restlichen Zutaten und rühre die Masse unter die Erdbeeren.

OBSTSALAT

KCAL	FETT	PROTEIN	KOHLENHYDRATE
100	0 g	1 g	23 g

Zutaten

300 g Steinobst, entkernt und gewürfelt (z.B. Kirschen, Aprikosen, Pfirsiche, Nektarinen, Pflaumen)
1 EL Honig
½ TL Vanilleextrakt
¼ TL Zimt
1 Prise jodfreies Salz

Zubereitung

Alle Zutaten in einer Schüssel gut miteinander vermischen.

Vor dem Servieren 15 Minuten ruhen lassen.

KOKOS-FEIGEN-BÄLLCHEN

KCAL	FETT	PROTEIN	KOHLENHYDRATE
133	13 g	2 g	2 g

Zutaten

Für 12 Bällchen:
30 getrocknete Feigen
150 g ungesüßte Kokosflocken
80 ml Kokosöl
½ TL Zimt
1 Prise jodfreies Salz

Zubereitung

Mixe alle Zutaten mit dem Mixer, bis sie eine grobkörnige Konsistenz haben.

Forme den Teig zu kleinen Kugeln und bewahre sie im Kühlschrank auf.

DATTELBÄLLCHEN

KCAL	FETT	PROTEIN	KOHLENHYDRATE
125	2 g	4 g	24 g

Zutaten

Für 12 Bällchen:
120 g Datteln, gehackt
120 g ungesüßte, getrocknete Aprikosen, gehackt
120 g ungesüßte, getrocknete Cranberrys
1 EL Kokosöl
1 Prise jodfreies Salz

Zubereitung

Vermenge alle Zutaten im Mixer, bis eine grobkörnige Konsistenz entsteht.

Forme den Teig zu kleinen Kugeln und bewahre sie im Kühlschrank auf.

BANANENPUDDING

KCAL	FETT	PROTEIN	KOHLENHYDRATE
250	10 g	3 g	40 g

Zutaten

200 ml fettarme Kokosmilch
1 reife Banane
½ TL Vanilleextrakt
½ TL Gelatine

Zubereitung

Kokosmilch, Banane und Vanille in einem Mixer zu einem Püree rühren.

In einen Topf geben und die Gelatine einrühren und 5 Minuten stehen lassen.

Masse zum Kochen bringen, kurz unter ständigem Rühren kochen lassen, Hitze reduzieren und 5 Minuten köcheln lassen. Immer wieder umrühren.

Den Pudding in Schalen gießen und ihn für 2 Stunden in den Kühlschrank stellen.

KOKOSMAKRONEN

KCAL	FETT	PROTEIN	KOHLENHYDRATE
240	20 g	2 g	13 g

Zutaten

Für 12 Makronen:
180 g ungesüßte Kokosflocken
120 ml Kokosmilch
2 EL Kokoszucker

Zubereitung

Heize den Ofen auf 160°C Ober-/Unterhitze vor. Lege ein Backblech mit Alufolie aus.

Vermenge alle Zutaten und forme sie zu Bällchen.

Verteile sie auf dem Blech und drücke sie zu einer Keksform zusammen.

Backe sie für 15 Minuten, bis sie goldbraun sind. Lass sie danach auskühlen.

CAROBKÜCHLEIN MIT HEIDELBEEREN

KCAL	FETT	PROTEIN	KOHLENHYDRATE
177	9 g	3 g	21 g

Zutaten

Für 6 Küchlein:
Öl für die Formen
2 EL Kokosöl
400 g Heidelbeeren
100 g Carobpulver
50 g Honig
2 TL Backpulver
1 TL Natron
1 Prise jodfreies Salz
2 TL Gelatine

Zubereitung

Ofen auf 175°C Ober-/Unterhitze vorheizen. 6 kleine Formen mit Öl einpinseln.

Alle Zutaten bis auf die Gelatine in einem Mixer zu einem glatten Teig rühren.

Die Gelatine nach Packungsanleitung zubereiten und zum Teig geben. Alles gut mit dem Mixer vermischen.

Den Teig in die Formen löffeln und die Küchlein für 30 Minuten backen.

Vor dem Servieren kurz abkühlen lassen.

ERDBEERTARTE

KCAL	FETT	PROTEIN	KOHLENHYDRATE
300	15 g	3 g	40 g

Zutaten

Für 4 Portionen:
Kokosöl für die Form
150 g Datteln, gewürfelt
60 g ungesüßte Kokosflocken
1 EL Kokosmehl
1 TL Kokosöl
4 EL Kokosmilch
60 g selbstgemachter Kokosjoghurt
150 g Erdbeeren, geschnitten

Zubereitung

Tarteform mit Öl einpinseln.

Datteln, Kokosflocken, Mehl und Öl in einem Mixer vermengen, bis eine teigförmige Masse entsteht.

Den Teig in die Form geben und glattstreichen.

Erdbeeren auf den Teig legen und mit Joghurt bestreichen.

15 Minuten vor dem Servieren in den Kühlschrank stellen.

SCHLUSSWORT

Vielen Dank, dass du dir Zeit für dieses Buch genommen hast. Ich hoffe, dass ich dir und deiner Schilddrüse helfen konnte und dir der Start in die Welt der Hashimoto-Ernährung geholfen hat.

Die Diagnose Hashimoto-Thyreoiditis bedeutet nicht, dass du auf Genuss verzichten musst. Mit ein paar Tricks und Grundlagen kannst du dich auch mit Hashimoto ausgewogen und schmackhaft ernähren. Das Ziel des Buches war es, einfache und leckere Rezepte vorzustellen, die deiner Schilddrüse helfen.

Wenn dir das Buch gefallen hat, freue ich mich über Feedback. Nimm dir bitte kurz Zeit und hinterlasse unter www.amazon.de/ryp eine Rezension. Dein Feedback hilft mir dabei, künftige Inhalte besser zu gestalten. Außerdem finden andere Menschen das Buch leichter und du trägst dazu bei, ihnen bei der richtigen Ernährung für Hashimoto zu helfen.

Danke für deine Zeit und weiterhin viel Genuss und viel Erfolg auf deiner Reise!

BUCHEMPFEHLUNGEN

SCHLANK DURCH KETO! Ketogene Ernährung für Frauen: Wie du mit der Keto Diät gesund abnehmen und Fett am Bauch verbrennen kannst. Inkl. 21 Tage Ernährungsplan mit 70 leckeren vegetarischen Rezepten

ISBN: 9798680674765

www.amazon.de/dp/ B08H6NM8PZ

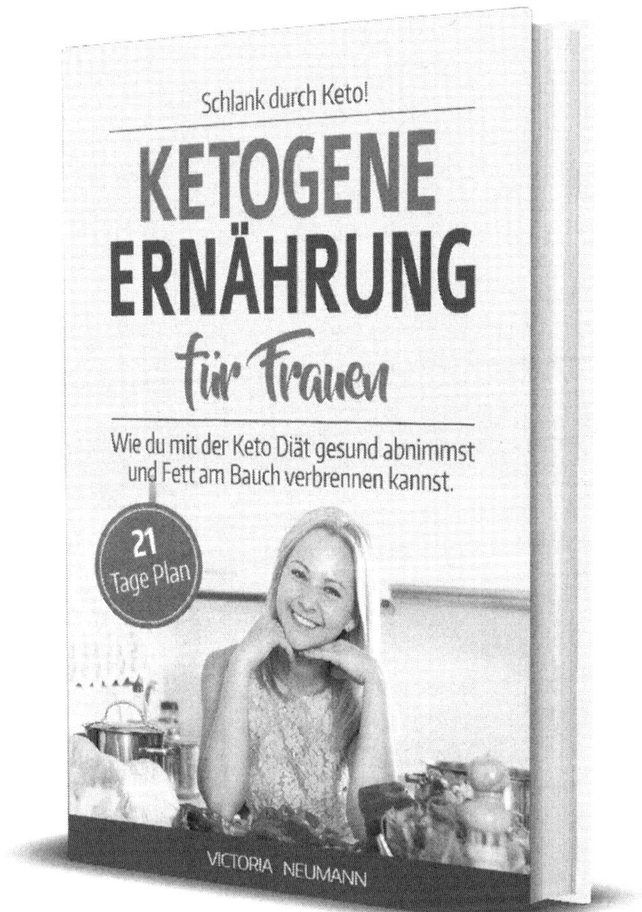

ÄTHERISCHE ÖLE UND AROMATHERAPIE FÜR EINSTEIGER
Wie Sie Ätherische Öle anwenden können, um das Immunsystem zu stärken, Hormone natürlich zu regulieren und gesund abzunehmen. Inkl. über 150 Rezepte

ISBN: 9798568565031

www.amazon.de/dp/B08NVGHKTL

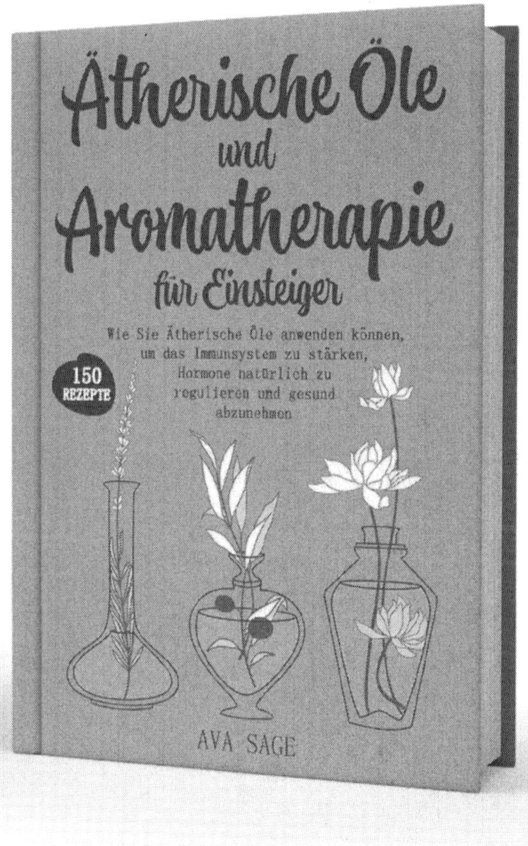

ÄTHERISCHE ÖLE UND AROMATHERAPIE FÜR KINDER
Wie Sie mit ätherischen Ölen ihrem Kind bei Konzentrationsschwierigkeiten, Schlafstörungen und vielem mehr helfen können. Inkl. über 120 Rezepte

ISBN: 9798599747932

www.amazon.de/dp/B08TSCHNY9

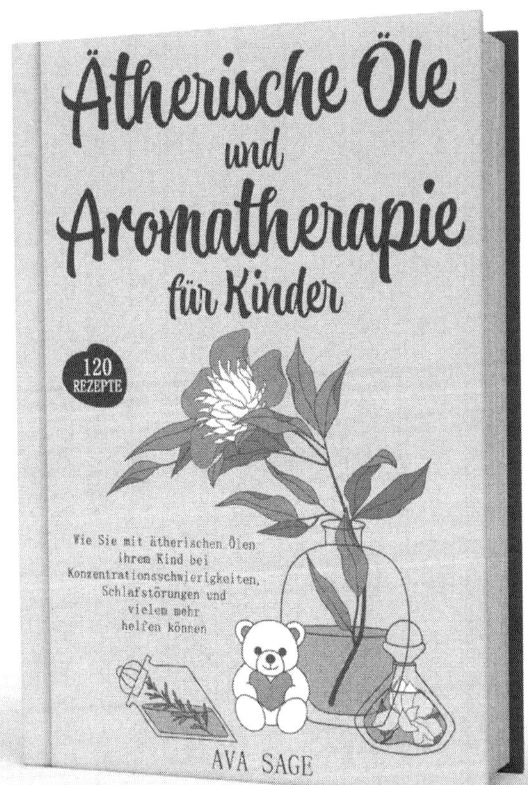

Haftungsausschluss
Die hier dargestellten Inhalte dienen ausschließlich der neutralen Information. Sie stellen keine Empfehlung oder Bewerbung der beschriebenen oder erwähnten diagnostischen Methoden, Behandlungen oder Arzneimittel dar. Der Text erhebt weder einen Anspruch auf Vollständigkeit noch kann die Aktualität, Richtigkeit und Ausgewogenheit der dargebotenen Information garantiert werden. Der Text ersetzt keinesfalls die fachliche Beratung durch einen Arzt oder Apotheker und er darf nicht als Grundlage zur eigenständigen Diagnose und Beginn, Änderung oder Beendigung einer Behandlung von Krankheiten verwendet werden. Konsultieren Sie bei gesundheitlichen Fragen oder Beschwerden immer den Arzt Ihres Vertrauens. Die Autorin übernimmt keine Haftung für Unannehmlichkeiten oder Schäden, die sich aus der Anwendung der hier dargestellten Information ergeben.

Impressum
Herausgeber: Kristina Naumovic, Jürgen-Töpfer-Str. 91, 22763 Hamburg

Printed in Poland
by Amazon Fulfillment
Poland Sp. z o.o., Wrocław

14555972R00101